Tobias Kukiolka

Verwendungsmöglichkeiten von Blutzellen in der Parkinson-Forschung

Tobias Kukiolka

Verwendungsmöglichkeiten von Blutzellen in der Parkinson-Forschung

aus dem Bereich der klinischen Hirnforschung

Südwestdeutscher Verlag für Hochschulschriften

Imprint
Any brand names and product names mentioned in this book are subject to trademark, brand or patent protection and are trademarks or registered trademarks of their respective holders. The use of brand names, product names, common names, trade names, product descriptions etc. even without a particular marking in this work is in no way to be construed to mean that such names may be regarded as unrestricted in respect of trademark and brand protection legislation and could thus be used by anyone.

Publisher:
Südwestdeutscher Verlag für Hochschulschriften
is a trademark of
Dodo Books Indian Ocean Ltd., member of the OmniScriptum S.R.L Publishing group
str. A.Russo 15, of. 61, Chisinau-2068, Republic of Moldova Europe
Printed at: see last page
ISBN: 978-3-8381-2399-8

Zugl. / Approved by: Tübingen, Universität Tübingen, Diss., 2010

Copyright © Tobias Kukiolka
Copyright © 2011 Dodo Books Indian Ocean Ltd., member of the OmniScriptum S.R.L Publishing group

Inhaltsverzeichnis

ALLGEMEINER TEIL: EINLEITUNG 5

  1. Parkinson-Syndrom 5

    1.1. Klassifikation, Epidemiologie und Historie 5

    1.2. Klinische Merkmale und therapeutische Optionen 6

    1.3. Ätiologie des Parkinson-Syndroms 7

    1.4. Pathologie und Pathogenese des Parkinson-Syndroms 9

  2. Modelle des Parkinson-Syndroms 11

    2.1. Anforderungen an Parkinson-Modelle 11

    2.2. „In vivo"-Modelle 12

    2.3. „In vitro"-Modelle 16

    2.4. Zusammenfassende Bewertung 17

  3. Gliederung der Gesamtarbeit 18

TEIL 1: HÄMATOPOETISCHE STAMMZELLEN ALS SUBSTRAT FÜR ZELLULÄRE PARKINSON-MODELLE 19

I Einleitung 19

  1. Stammzellen in der Parkinson-Forschung 19

    1.1. Eigenschaften von Stammzellen 19

    1.2. Eigenschaften und Eignung von hämatopoetischen Stammzellen zur Entwicklung von zellulären Parkinson-Modellen 20

    1.3. Zusammenfassung 24

  2. Voraussetzungen zur Nutzung von HSZ als zelluläre Parkinson-Modelle 25

    2.1. Gewinnung der HSZ mittels Leukapherese 25

    2.2. Physiologischer Normbereich der HSZ 26

    2.3. G-CSF-Stimulierung 26

    2.4. HSZ bei Patienten mit Parkinson-Syndrom 27

  3. Zielsetzung der Arbeit 29

II Methoden und Materialien **31**

    1. Methoden 31

        1.1. Projektplanung 31

        1.2. Aufbereitung der Probandenproben zur durchflusszytometrischen Analyse ... 33

        1.3. Durchflusszytometrische Analyse des HSZ-Anteils 35

        1.4. Statistische Analyse 37

    2. Materialien 39

III Ergebnisse **40**

    1. Deskriptive statistische Analyse der HSZ-Werte 40

    2. Vergleich von IPS-Patienten und Kontrollen 42

    3. Korrelationsanalysen 44

IV Diskussion **50**

    1. Diskussion der Ergebnisse 50

        1.1. Verteilung der HSZ-Werte 50

        1.2. Diskussion des Gruppenvergleichs 52

        1.3. Diskussion der Korrelationsprüfung 55

    2. Ausblick 58

TEIL 2: VERWENDUNG VON LEUKOZYTEN ZUR ERFORSCHUNG DER LRRK2-FUNKTION **61**

I Einleitung **61**

    1. LRRK2 als wichtiges „Parkinson-Gen" 61

        1.1. LRRK2-Mutationen 61

        1.2. Eigenschaften von LRRK2 62

    2. Substrate der LRRK2-Forschung 65

        2.1. LRRK2-basierte „in vivo"-Modelle 65

        2.2. Zellkulturen 66

        2.3. Eignung von Leukozyten zur Erforschung von LRRK2 in Zellkultur 67

        2.4. Einflussfaktoren 67

    3. Zielsetzung der Arbeit 68

II Methoden und Materialien **70**
    1. Methoden 70
        1.1. Projektplanung 70
        1.2. Isolierung der einzelnen Fraktionen von Blutzellen 71
        1.3. RNA-Extraktion und cDNA-Gewinnung durch reverse Transkription 76
        1.4. Analyse der LRRK2-Expression durch quantitative RT-PCR 77
        1.5. Statistische Analyse 80
    2. Materialien 82

III Ergebnisse **84**
    1. Deskriptive Analyse der LRRK2-Expression in den einzelnen Zellfraktionen 84
    2. Vergleich der LRRK2-Expression in den einzelnen Zellfraktionen 88
    3. Korrelationsanalysen 90

IV Diskussion **92**
    1. Diskussion der Ergebnisse 93
        1.1. Deskriptive Analyse der LRRK2-Expression in den einzelnen Zellfraktionen 93
        1.2. Diskussion der Korrelationsprüfung 95
    2. Ausblick 97

ALLGEMEINER TEIL: ZUSAMMENFASSUNG **99**

ABKÜRZUNGSVERZEICHNIS **101**

LITERATURVERZEICHNIS **103**

Allgemeiner Teil:

Einleitung

1. Parkinson-Syndrom

1.1. Klassifikation, Epidemiologie und Historie

1.1.1. Klassifikation

Das Parkinson-Syndrom wird unterteilt in das Primäre Parkinson-Syndrom, das symptomatische Parkinson-Syndrom und das Parkinson-Syndrom im Rahmen anderer neurodegenerativer Erkrankungen. Zum Primären Parkinson-Syndrom gehört das Idiopathische Parkinson-Syndrom (IPS). Die Bezeichnungen Morbus Parkinson und Parkinson'sche Erkrankung werden für das IPS synonym verwendet. Außerdem umfasst das Primäre Parkinson-Syndrom eine wachsende Zahl monogenetischer Parkinson-Syndrome. Die Begriffe hereditäres und monogenetisches Parkinson-Syndrom werden in dieser Arbeit synonym verwendet, was nicht immer einheitlich gehandhabt wird. Zur Zeit sind 13 monogenetische Parkinson-Syndrome bekannt (bezeichnet als PARK1 bis PARK13, bei denen also jeweils Mutationen in (nun so bezeichneten) „Parkinson-Genen" vorliegen (vgl. „Online Inheritance in Men" (OMIM)-Datenbank, dort # 168600).

Parkinson-Syndrome können auch im Rahmen anderer neurodegenerativer Erkrankungen auftreten, z.B. der Multisystematrophie oder der progressiven supranukleären Blickparese; sie werden aufgrund ihrer besonderen klinischen Symptomatik auch atypische Parkinson-Syndrome genannt.

Symptomatische Parkinson-Syndrome (Synonym: sekundäres Parkinson-Syndrom) sind solche mit bekannter (nicht genetischer) Ätiologie, für die es eine Vielzahl von Ursachen gibt, u.a. infektiöse (postenzephalitische) (z.B. bei Encephalitis lethargica oder der AIDS-Enzephalopathie), toxisch-medikamentöse (z.B. durch Neuroleptika, Mangan oder MPTP) oder metabolische Ursachen (z.B. im Rahmen des Morbus Wilson).

Diese drei Kategorien des Parkinson-Syndroms (Primäres Parkinson-Syndrom, symptomatisches Parkinson-Syndrom und Parkinson-Syndrom im Rahmen anderer neurodegenerativer Erkrankungen) müssen voneinander unterschieden werden

1.1.2. Epidemiologie und Historie

Das Primäre Parkinson-Syndrom macht ca. 80 % aller Parkinson-Syndrome aus (Dauer and Przedborski 2003). Die Prävalenz des Primären Parkinson-Syndroms liegt bei 120-170 pro 100.000 Personen. Die große Mehrzahl davon gehört zum IPS, nur etwa 5 % sind hereditäre Parkinson-Syndrome (Gasser 2005). Die Prävalenz steigt kontinuierlich mit dem Alter: 2 % aller über 65-jährigen leiden an IPS, womit es die zweithäufigste neurodegenerative Erkrankung nach dem Morbus Alzheimer ist. Die Erstdiagnose wird durchschnittlich mit dem 55. Lebensjahr gestellt; gemäß der Klassifikation in der angloamerikanischen Literatur wird dabei „late onset" und „early onset" (Manifestation nach bzw. vor dem 55. Lebensjahr) unterschieden. Männer sind etwas häufiger von IPS betroffen als Frauen (Verhältnis ca. 1,7:1) (Van Den Eeden, Tanner et al. 2003).

Im Jahr 1817 beschrieb der englische Landarzt James Parkinson in seiner Monographie „Essay on a Shaking Palsy" Fälle von sechs Patienten, die noch nach heutigem klinischen Verständnis leicht dem Parkinson-Syndrom zuzuordnen sind (vgl. Nachdruck des Originalartikels (Parkinson 2002)).

1.2. Klinische Merkmale und therapeutische Optionen

Das Parkinson-Syndrom bewirkt eine Beeinträchtigung der (Willkür-)Motorik aufgrund einer Störung des extrapyramidal-motorischen Systems und äußert sich in seinen vier Kardinalsymptomen, Hypokinese/ Akinese, Rigor, Ruhetremor und posturale Instabilität. Je nach Ausprägung der Symptome unterscheidet man den Tremordominanz-Typ, den akinetisch-rigiden Typ und den Äquivalenz-Typ. Hinzu können vegetative und psychische Symptome kommen. Sie sind bei den verschiedenen Parkinson-Syndromen unterschiedlich ausgeprägt oder kommen in typischer Kombination vor. Typische vegetative

Symptome sind Hypersalivation, Seborrhoe, Obstipation und Dranginkontinenz. Depressive und demenzielle Syndrome sind typische psychische Befunde.

Das Parkinson-Syndrom ist eine chronisch-progredient verlaufende Erkrankung, deren klinisches Fortschreiten aber stark verzögert werden kann. Maßgeblicher Bestandteil ist dabei die medikamentöse Therapie, neben anderen erfolgreich eingesetzten Therapieoptionen, etwa neurochirurgischen Verfahren. Leitgedanke der medikamentösen Therapie ist die Substitution des durch den Untergang dopaminerger nigrostriataler Neurone verursachten Dopaminmangels. Dies geschieht durch die Gabe des Dopamin-Vorläufer-Moleküls Levodopa (L-Dopa) oder von Dopaminagonisten. Außerdem werden Substanzen eingesetzt, die den endogenen Dopamin-Abbau verzögern (z.B. Mao B- Inhibitoren oder COMT-Inhibitoren). Durch den Einsatz dieser Medikamente kann die Lebensqualität der Patienten drastisch verbessert werden. Sie wirken aber nur symptomatisch. Möglichkeiten, den Verlust dopaminerger Neurone zu verhindern oder zu verlangsamen, gibt es bisher nicht.

1.3. Ätiologie des Parkinson-Syndroms

1.3.1. Parkinson-Syndrome mit bekannter Ätiologie

Es gibt Formen des Parkinson-Syndroms, bei denen die Ätiologie (aber keineswegs die exakte Pathogenese) bekannt ist. So haben etwa 5 % aller Patienten mit Primärem Parkinsonsyndrom ein monogenetisch bedingtes Parkinson-Syndrom, bei diesen Patienten ist also ein Defekt in einem der innerhalb der letzten Jahre entdeckten „Parkinson-Gene" bekannt. Diese Gene wurden durch Kopplungs- und Assoziationsstudien entdeckt. Die Funktion der jeweiligen Gene bzw. Proteine ist Gegenstand intensiver Forschung, aber noch nicht vollständig geklärt (s.u.). Beim symptomatischen Parkinson-Syndrom ist die Ursache definitionsgemäß bekannt.

1.3.2. Ätiologie des IPS
Die Ätiologie des IPS ist noch nicht komplett verstanden. Man geht heute von einem multifaktoriellen Geschehen aus, also einer Kombination von genetischer Prädisposition und Umweltfaktoren. (Tanner and Aston 2000).

Genetische Faktoren

Für eine genetische Prädisposition sprechen die Erkenntnisse über die hereditären Parkinson-Syndrome, welche in den letzten Jahren gewonnen wurden. So kann angenommen werden, dass die intrazellulären Pfade, in welchen die Proteine der mutierten Gene eine Rolle spielen, auch bei der Entstehung des IPS von Bedeutung sind. Hierfür spricht eine Vielzahl von Beobachtungen, von denen an dieser Stelle nur einige als Beispiel genannt werden (weitere Ausführungen hierzu finden sich im Folgenden unter 1.4.):

- α-Synuclein (PARK1) kommt in den Lewy-Körperchen vor, die obligater Bestandteil des IPS sind (Crowther, Daniel et al. 2000).
- Das Gen bzw. Protein Parkin, das im Falle einer Mutation ein autosomal-rezessives Parkinson-Syndrom hervorruft (PARK2), hat eine Funktion im Ubiqitin-Proteasom-System (Shimura, Hattori et al. 2000), welches für die Degradation alter Proteine zuständig ist. Es ist bekannt, dass dieses System bei IPS-Patienten defizitär ist.
- Die Parkinson-Gene PINK1 (PARK6) und DJ1 (PARK7) sind mitochondriale Proteine (Palacino, Sagi et al. 2004) (Canet-Aviles, Wilson et al. 2004), was mit der Erkenntnis übereinstimmt, dass die Mitochondrien-Funktion (Atmungskette) bei IPS-Patienten gestört ist.

Umweltfaktoren

Die Annahme, dass exogene und konstitutive Faktoren bei der Entstehung des IPS eine Rolle spielen, stützt sich v.a. auf epidemiologische Daten. Es wird eine Vielzahl von Umweltfaktoren diskutiert, wobei die Exposition gegenüber bestimmten Pestiziden und Nikotinkonsum als wesentliche Faktoren angesehen werden (vgl. als Übersicht (Litvan, Halliday et al. 2007)).

Unter den verschiedenen Pestiziden, die als Risikofaktoren für die IPS-Entstehung diskutiert werden, ist Rotenon als Komplex I- Inhibitor der mitochondrialen Atmungskette von besonderer Bedeutung (Lapointe, St-Hilaire et al. 2004), weil der sog. oxidative Stress im Rahmen der Pathogenese des IPS intensiv diskutiert wird (s.u.).

Alle bisher durchgeführten Studien haben gezeigt, dass Nikotinkonsum (dies gilt im eingeschränkteren Maße auch für Alkohol- und Kaffeekonsum) ein protektiver Faktor für das Auftreten des IPS ist (Hernan, Takkouche et al. 2002). Dabei ist aber zu berücksichtigen, dass Dopamin eine wichtige Rolle in zerebralen Suchtzentren spielt, so dass das Ursache-Wirkungsprinzip bei Nikotinkonsum als protektivem Faktor zumindest fraglich ist.

Weshalb das IPS etwas häufiger bei Männern als bei Frauen auftritt, ist nicht vollständig geklärt. Dafür verantwortlich können genetische Ursachen sein. Es wird aber auch vermutet, dass Östrogen eine Rolle spielt, was durch die Erkenntnis gestützt wird, dass Frauen mit früher Menopause oder Zustand nach Ovarektomie ein erhöhtes Risiko haben (Kompoliti, Comella et al. 2000). Wie schon aus der Altersverteilung des IPS hervorgeht, muss stets im Auge behalten werden, dass das zunehmende Lebensalter der maßgebliche Risikofaktor für die Entstehung der Erkrankung ist (Van Den Eeden, Tanner et al. 2003).

Es bleibt festzuhalten, dass bei den aufgeführten Umweltfaktoren nicht davon ausgegangen werden kann, dass sie alle dem gleichen pathophysiologischen Wirkprinzip unterliegen (Litvan, Chesselet et al. 2007; Litvan, Halliday et al. 2007).

1.4. Pathologie und Pathogenese des Parkinson-Syndroms

1.4.1. Pathologie

Auf neuropathologischer Ebene wird für die Diagnose des IPS verlangt, dass im ventrolateralen Teil der Substantia nigra pars compacta (Snpc), einem Neuronengebiet im Mittelhirn, eine fortschreitende Depigmentierung und ein Verlust dopaminerger Neurone mit dem Auftreten von Lewy-Körperchen vorliegt. Lewy-Körperchen sind intrazytoplasmatische Zelleinschlüsse (Proteinaggregate), die hauptsächlich das Protein α-Synuclein, aber noch über 30 andere Proteine enthalten (Zhang and Goodlett 2004). Sie wurden erstmalig von Friedrich Lewy im Jahr 1912 beschrieben. Für die post mortem- Diagnose des IPS ist ihr Vorkommen weiterhin obligat, jedoch ist ihre Rolle im Rahmen der Pathogenese nicht vollständig geklärt (s.u.) und in den letzten Jahren strittig geworden. So wurden mehrere hereditäre Parkinson-Syndrome entdeckt (u.a. PARK2 und PARK8), bei denen Lewy-Körperchen nicht oder nur variabel vorkommen, die klinisch aber dem IPS entsprechen (Gasser 2007).

1.4.2. Pathogenese

Hinsichtlich der Pathogenese des Parkinson-Syndroms haben sich zwei wesentliche Hypothesen etabliert.

Störung des Ubiquitin-Proteasom-Systems
Das Ubiquitin-Proteasom-System ist für die Degradation von Proteinen zuständig. Die Lewy-Körperchen werden nach dieser Hypothese als ein histologisches Korrelat einer Störung dieses Systems verstanden.
Wie oben dargestellt wird diese Hypothese durch die Erkenntnis gestützt, dass insbesondere das „Parkinson-Gen" Parkin eine Rolle im Ubiquitin-Proteasom-System spielt. Inwieweit aber diese pathologische Protein-Aggregation verantwortlich für den Untergang der dopaminergen Neurone ist, ist nicht restlos geklärt (Übersicht dazu (Dauer and Przedborski 2003)). So kommen Lewy-Körperchen beim IPS-Patienten nicht nur in der Substantia nigra, sondern auch in anderen Hirnarealen ohne ausgeprägten Zellverlust vor, z.T. auch bei gesunden Kontrollpersonen (Parkkinen, Kauppinen et al. 2005).

„Oxidativer Stress"
Als zweite wesentliche Hypothese wird seit über 30 Jahren diskutiert, ob „oxidativer Stress" als Folge einer Dysfunktion der mitochondrialen Atmungskette maßgeblicher Parameter der Pathogenese des Parkinson-Syndroms ist (Calne 1992). Von einigen der oben aufgeführten Umweltfaktoren ist bekannt, dass sie die Atmungskette schädigen. Als Folge der mitochondrialen Dysfunktion kommt es zu einer Akkumulation von reaktiven, zytotoxischen Sauerstoff-Spezies (die gebräuchliche englische Abkürzung ist ROS). Dazu passt, dass Dopamin und seine Metabolite selbst ROS generieren („Dopamin als endogenes Toxin") (Graham 1978). Bei neuropathologischen Untersuchungen von IPS-Patienten post mortem konnten Nachweise für

„oxidativen Stress" gefunden werden (Dexter, Carter et al. 1989). Die These des „oxidativen Stress" wird untermauert durch die Entdeckung der Parkinson-Gene PINK1 (PARK6) und DJ1 (PARK7), die als mitochondriale Proteine im Falle einer mutationsbedingten Funktionsstörung eine erhöhte Empfänglichkeit für „oxidativen Stress" darstellen könnten.

Auch wenn in einer Vielzahl von Tierversuchen bzw. –modellen bestätigt werden konnte, dass „oxidativer Stress" unter bestimmten Umständen zu nigrostriataler Degeneration führt, bleibt die Hypothese kontrovers. Zum einen kann nicht ausgeschlossen werden, dass die post mortem festgestellten Zeichen des „oxidativen Stress" nicht Ursache, sondern Folge von z.B. Zelluntergang sind (Di Monte, Chan et al. 1992). Zum anderen war bisher noch kein therapeutischer Ansatz mit Antioxidanzien erfolgreich (The Parkinson Study Group, (1993)).

2. Modelle des Parkinson-Syndroms

Für die Weiterentwicklung der symptomatischen Therapie bzw. die Entwicklung kausal wirkender Medikamente ist es unabdingbar, die Ätiopathogenese des Parkinson-Syndroms, insb. des Primären Parkinson-Syndroms, zu verstehen. Zum Verständnis der Ätiopathogenese sind Modelle der Erkrankung wichtig.

2.1. Anforderungen an Parkinson-Modelle

2.1.1. Allgemeine und spezifische Anforderungen

Modelle einer Erkrankung zeichnen sich dadurch aus, dass sie den Phänotyp einer Erkrankung möglichst gut reproduzieren. Je nach Art der Modelle ist der Phänotyp auf klinischer Ebene, also durch die Reproduktion der Krankheitssymptome, oder auf zellulärer Ebene, also durch Reproduktion der morphologischen Besonderheiten der Krankheit, zu finden. Hinzu kommen weitere Anforderungen, insb. praktische wie Kosten und Verfügbarkeit der Modelle. Daraus ergeben sich folgende Anforderungen an ein Parkinson-Modell:

Klinisch sollten sie die klassischen Parkinson-Symptome, also die extrapyramidal-motorischen Störungen, zeigen. Morphologisch sollten sich der fortschreitende Verlust dopaminerger Neurone und Lewy-Körperchen nachweisen lassen (Shimohama, Sawada et al. 2003). Idealerweise sollte die Ausprägung des Phänotyps auf den verschiedenen Ebenen dabei altersabhängig sein.

2.1.2. Arten von Parkinson-Modellen

Allgemein sind zwei Arten von Parkinson-Modellen (und anderen Krankheits-Modellen) zu unterscheiden: Werden lebende Organismen auf geeignete Weise behandelt, um dann als Modell zu dienen, spricht man von „in vivo"-Modellen. Von „in vitro"-Modellen (= zelluläre Modelle) spricht man bei der Verwendung von („permanenten") Zellkulturen aus Zelllinien unterschiedlicher Herkunft. Werden die Zellen für die Kultivierung „im Reagenzglas" dabei direkt aus einem geeignetem Organismus entnommen, spricht man auch von „ex-vivo"-Modellen. Bei den Parkinson-Modellen ist außerdem die Unterscheidung nach der Art ihrer Herstellung von Bedeutung: Sowohl „in vivo"- als auch „in vitro"-Modelle des Parkinson-Syndroms lassen sich in Neurotoxin-Modelle oder Gen-basierte Modelle unterteilen. In der vorgelegten Arbeit wurde als Haupteinteilung die Unterscheidung „in vivo"- und „in vitro"-Modelle gewählt.

2.2. „In vivo"-Modelle

2.2.1. Neurotoxin-Modelle

Verwendete Organismen sind Primaten (Affen) und Nager (Mäuse, Ratten).

Das Prinzip dieser Modelle ist die Reproduktion des Phänotyps durch die Injektion bestimmter Neurotoxine in geeignete Organismen mit einem möglichst selektivem Verlust dopaminerger Neurone in der Snpc. Im Rahmen der vorgelegten Arbeit werden zwei wesentliche Modelle exemplarisch vorgestellt.

MPTP-Modell

Man kann das auf MPTP-Applikation (1-Methyl-4-Phenyl-1,2,3,6-Tetrahydropyridin) beruhende Modell als Prototyp bezeichnen.

MPTP kommt als Nebenprodukt bei der synthetischen Herstellung von Heroin vor. Die neurotoxische Wirkung wurde in den achtziger Jahren entdeckt, als eine Gruppe Drogenabhängiger mit MPTP verunreinigtes Heroin konsumierte und ihre Mitglieder akut ein ausgeprägtes, irreversibles Parkinson-Syndrom entwickelten (Langston, Ballard et al. 1983). Dieses (symptomatische) Parkinson-Syndrom ist klinisch nicht vom IPS zu unterscheiden und spricht genauso auf eine dopaminerge Therapie an. MPTP ist ein lipophiles Molekül, das die Blut-Hirnschranke passieren kann. Sein Metabolit MPP+ inhibiert den Komplex I der mitochondrialen Atmungskette (Nicklas, Vyas et al. 1985) mit dem konsekutiven Anfallen von ROS (siehe als Übersicht zur MPTP-Wirkung (Dauer and Przedborski 2003)). Es kommt also durch die Applikation von MPTP ins periphere Blut zu einem selektiven Untergang dopaminerger Neurone, allerdings sowohl in der Substantia nigra als auch im benachbarten Bereich des ventralen Tegmentum mesencephali (Chesselet 2005). Auf histologischer Ebene finden sich zudem intrazytoplasmatische, α-Synuclein-haltige Zelleinschlüsse; jedoch fehlen die für das IPS typischen Lewy-Körperchen (bzw. Lewy-Körperchen-ähnliche Zelleinschlüsse wie beim Rotenon-Modell, s.u.) (Forno, DeLanney et al. 1993).

MPTP wirkt gut bei Primaten (Affen), und das MPTP-Affen-Modell ist das einzige weitläufig genutzte Primatenmodell einer neurodegenerativen Erkrankung überhaupt. Es wurde zur Entwicklung symptomatischer Therapien sinnvoll eingesetzt (Bingaman and Bakay 2000), insbesondere auch zur Etablierung der „tiefen Hirnstimulation" (Bergman, Wichmann et al. 1990). MPTP wirkt nur mit inkonsistenten Ergebnissen bei Mäusen, nicht bei Ratten. Auch mit verschiedenen Wirbellosen konnten MPTP-Modelle etabliert werden (Shimohama, Sawada et al. 2003).

Die Vorteile des Modells sind die sehr gute Reproduktion des humanen klinischen Phänotyps bei Primaten. Aufgrund der fatalen unbeabsichtigten Injektion von MPTP als Heroin-Nebenprodukt weiß man um die Wirksamkeit auch beim Menschen. Durch die Applikation von MPTP kommt es– im Gegensatz zum Geschehen beim IPS- zur akuten Ausbildung eines Parkinson-Syndroms. Bei Experimenten mit kontinuierlicher Applikation konnte bei Primaten, mit inkonsistenten Ergebnissen, die langsame Entwicklung eines Parkinson-Syndroms beobachten werden (Jenner 2003).

Rotenon-Modell
Rotenon ist (wie MPTP) ein Inhibitor des mitochondrialen Komplex I. Es kann peripher appliziert werden und führt zu einem selektiven Verlust von dopaminergen Neuronen in der Snpc. Morphologisch finden sich in den überlebenden Neuronen Lewy-Körperchen-ähnliche Zelleinschüsse, die α-Synuclein und Ubiquitin enthalten (Betarbet, Sherer et al. 2000).

Rotenon wirkt nur bei Ratten, nicht bei Mäusen, und auch bei Ratten gibt es große interindividuelle Unterschiede (Shimohama, Sawada et al. 2003), weswegen die Reproduzierbarkeit des Modells stark eingeschränkt ist.

Dennoch bleibt das Rotenon-Modell von besonderem Interesse, weil einerseits der spezifische Verlust dopaminerger Neurone in der Snpc unter den Neurotoxin-Modellen einzigartig ist und andererseits eine besondere Prädisposition dieser Zellen für „oxidativen Stress" nahe legt (Greenamyre and Hastings 2004). Außerdem lässt die Bildung von α-Synuclein-haltigen, Lewy-Körperchen-ähnlichen Zelleinschüssen (bei langsamer, chronischer Applikation (Ferrante, Browne et al. 1997)) eine Ähnlichkeit mit der Pathogenese des IPS möglich erscheinen. Da Rotenon ein weitläufig eingesetztes Pestizid ist, werden epidemiologische Daten gestützt, welche die Exposition gegenüber bestimmten Pestiziden als Risikofaktor für die Entstehung des IPS vermuten lassen.

2.2.2. Gen-basierte Modelle

Seit einigen Jahren gibt es Tiermodelle, die mit der Manipulation von verschiedenen Genen arbeiten. Gene, die hierfür in Frage kommen, sind „Parkinson-Gene" oder solche, die eine Rolle im Dopamin-System spielen.

Bei Modellen, die mit der Manipulation von „Parkinson-Genen" arbeiten, lassen sich „knock-out"-Modelle und transgene Modelle unterscheiden. Bei den „knock-out"-Modellen wird das Ziel-Gen mit einem geeigneten Verfahren abgeschaltet, bei transgenen Modellen wird das Ziel-Gen (in seiner mutierten Form) in einen Organismus eingebracht und kann dann vektorkontrolliert verwendet (z.B. überexprimiert) werden. Verwendete Organismen sind dabei bisher Nager und Wirbellose wie Fliegen und Würmer.

Mittlerweile gibt es eine Reihe von Modellen, die mit verschiedenen „Parkinson-Genen" arbeiten. Im Rahmen der vorgelegten Arbeit werden exemplarisch

Modelle auf Basis von α-Synuclein vorgestellt, da sie als erste entwickelt wurden und am besten etabliert sind.

α-Synuclein

α-Synuclein liegt auf Chromosom 4q und ist das am längsten bekannte „Parkinson-Gen" (Polymeropoulos, Lavedan et al. 1997). Bisher sind drei „missense"-Punktmutationen bekannt. Außerdem gibt es auch Fälle von vermehrten Genkopien (Singleton, Farrer et al. 2003). Das entsprechende hereditäre Parkinson-Syndrom wird als PARK1 bezeichnet und autosomal-dominant vererbt (vgl. als Übersicht (Gasser 2007)). Die Funktion von α-Synuclein ist bisher nur teilweise verstanden. Wie oben dargestellt ist es Bestandteil der Lewy-Körperchen und hat wohl eine modulierende Funktion im Bereich der präsynaptischen Vesikel (Kahle 2008).

Verbreitete und etablierte Tiermodelle auf Basis von α-Synuclein arbeiten mit Mäusen und Drosophila.

Übereinstimmendes Merkmal aller „knock-out"-Modelle ist die Beobachtung, dass das Ausschalten von α-Synuclein keinen pathologischen Effekt hat (Abeliovich, Schmitz et al. 2000). Dies deutet darauf hin, dass die Mutation ein „gain of toxic function" bewirkt, also das Protein durch die Strukturveränderung eine schädliche Funktion erwirbt.

Bei Maus-Modellen, die auf der Überexpression von α-Synuclein (Wildtyp oder Mutation) beruhen, waren die Ergebnisse inkonsistent. Z.T. konnten „klinische Symptome" (motorischer und nicht-motorischer Art), die dem Parkinson-Syndrom ähneln (Fleming, Fernagut et al. 2005), und auch einige neuropathologische Auffälligkeiten festgestellt werden. So wurden z.B. bei einem Modell atrophierte Neurone der Snpc und Lewy-Körperchen-ähnliche, α-Synuclein-positive Zelleinschlüsse beobachtet (Masliah, Rockenstein et al. 2000). Das größte übereinstimmende Defizit aller Modelle ist aber der fehlende Untergang dopaminerger Neurone, mit Ausnahme des Modells von (Thiruchelvam, Powers et al. 2004).

Es wurden auch Drosophila-Modelle etabliert, die α-Synuclein überexprimieren. Dabei konnte sowohl bei den Wildtyp- als auch bei den Mutationsmodellen der

Untergang bestimmter dopaminerger (Tyrosinhydroxylase-positiver) Neurone beobachtet werden, während andere dopaminerge Neuronenpopulationen unbeschadet blieben . Dies entspricht den Beobachtungen beim humanen IPS. Außerdem fanden sich auch α-Synuclein-positive intrazytoplasmatische Einschlusskörperchen, und es konnte eine altersabhängige lokomotorische Dysfunktion beobachtet werden (vgl. zu den Drosophila-Modellen (Feany and Bender 2000)). Drosophila- Modelle, die α-Synuclein überexprimieren, erfüllen also mehrere Eigenschaften, die von einem Parkinson-Modell erwartet werden.

2.3. „In vitro"-Modelle

Beim „in vitro"-Modell werden geeignete Zelllinien zur Etablierung einer Zellkultur verwendet. Dabei ist es notwendig oder zumindest wünschenswert, dass diese Zellen möglichst viele Eigenschaften dopaminerger Neurone haben. Wenn es sich bei den verwendeten Zellen um Neurone handelt, die direkt aus dem Mittelhirn entnommen wurden, spricht man auch von „ex vivo"-Modellen, diese haben den großen Vorteil, dass der Nachweis der „Nähe zum Original" im Prinzip entfällt. Bei den „in vitro"-Modellen kommt neben den oben aufgeführten Anforderungen noch hinzu, dass humane Zellen vorzuziehen sind. Auch bei den „in vitro"-Modellen gibt es die Möglichkeit, Parkison-Modelle durch Neurotoxine oder durch Gen-Manipulation zu generieren.

2.3.1. Verwendete Zelltypen

Aus den genannten Gründen sind Zellen mesenzephalen Ursprungs (typischerweise von fetalen oder neugeborenen Nagern) zu bevorzugen. Allerdings ist auch bei Zellkulturen diesen Ursprungs zu beachten, dass es sich um ein Gemisch neuronaler Zellen handelt, welches neben dopaminergen Neuronen aus der Snpc auch solche aus dem ventralen Tegmentum mesencephali enthält. Dessen dopaminerge Neurone degenerieren beim IPS nicht (Greene, Dingledine et al. 2005). Zusätzlich befinden sich noch nicht-dopaminerge Neurone in Zellkulturen mesenzephalen Ursprungs. Diese Unsicherheit gilt es zu berücksichtigen, ebenso wie den nicht humanen Ursprung der Zellen. Ansonsten sind diese Zellkulturen aber gut geeignet.

Bei zellulären Parkinson-Modellen nicht-mesenzephalen Ursprungs werden verschiedene Zelltypen verwendet. Weit verbreitet sind Zelllinien wie PC12-Zellen (Phäochromozytom-Zellen) von Ratten und humane SH-SY5Y-Zellen (Neuroblastom-Zellen). Beide genannten Zelltypen haben den Vorteil aus (Tumor-)Zelllinien zu entstammen, also prinzipiell unerschöpflich zu sein. Da beide Zelllinien neuroektodermalen Ursprungs sind, haben sie gewisse Charakteristika dopaminerger Neurone. So exprimieren beide Zelllinien Tyrosinhydroxylase (ein Enzym, das zur Dopamin-Synthese notwendig ist) und Dopamin-Transporter (Biswas, Ryu et al. 2005) (Deng, Jankovic et al. 2005).

Zur Herstellung der Modelle werden dann prinzipiell die gleichen Techniken wie bei den „in vivo"-Modellen verwendet:

Es gibt eine Vielzahl von „ex vivo"-Modellen, die mit Neurotoxinen hergestellt wurden, z.B. bei (Zeevalk and Bernard 2005) mit Rotenon. Eine wesentliche Entdeckung hierbei war die Identifizierung der protektiven Wirkung von GDNF (engl. Abk. für „glial-derived neurotrophic growth factor") (Wu and Frucht 2005), ebenso wie die präklinische Testung bestimmter Dopaminergika (Kitamura, Kosaka et al. 1998).

Bei Gen-basierten „in vitro"-Modellen besteht prinzipiell die Möglichkeit, die Zellen aus Gen-veränderten Tieren zu entnehmen, oder die Gen-Transfektion „ex vivo" vorzunehmen, so z.B. in einem α-Synuclein-Überexprimierungsmodell Modell bei (Peng, Tehranian et al. 2005).

2.4. Zusammenfassende Bewertung

Es liegt in der Natur der Sache, dass nur durch „in vivo"-Modelle der klinische Phänotyp des Parkinson-Syndroms dargestellt werden kann. Die „in vivo"-Neurotoxin-Modelle haben ihren unbestrittenen Verdienst in der Erforschung der Konsequenzen des dopaminergen Neuronenverlustes. Sie stellten auch eine erfolgreiche Grundlage zur Testung der gängigen Parkinson-Medikamente dar. Alle Neurotoxin-Modelle haben- unabhängig von ihren individuellen Besonderheiten- den Nachteil, dass große Zweifel hinsichtlich der Übertragbarkeit der zugrundeliegenden pathophysiologischen Mechanismen auf das IPS bestehen. Diese Unsicherheit äußert sich z.B. in phänotypischen und morphologischen Unterschieden zum IPS. So kommt es durch die

Applikation der Neurotoxine, ob schnell oder langsam chronisch appliziert, nahezu immer sehr rasch zum Verlust dopaminerger Neurone. Lewy-Körperchen bilden sich meist nicht aus, mit Ausnahme einiger Rotenon-Modelle, bei denen sie aber auf die Snpc beschränkt sind und nicht, den für das IPS typischen, diffusen Befall zeigen. Damit ist es wahrscheinlich, dass der Pathomechanismus der Rotenon-Modelle demjenigen des IPS von allen Neurotoxin-Modellen am ähnlichsten ist.

Der große Vorteil der „Parkinson-Gen"-basierten Modelle (ob „in vivo" oder „in vitro") ist die Sicherheit, dass sie auf jeden Fall Korrelate der hereditären Parkinson-Syndrome darstellen. Aufgrund der wahrscheinlichen Zusammenhänge der Ätiopathogenese von hereditären Parkinson-Syndromen und dem IPS können Erkenntnisse aus diesen Modellen auch für das Verständnis des IPS von großem Nutzen sein.

Die Vorteile der „in vitro"-Modelle sind ihre Verfügbarkeit. Jedoch muss für „in vitro"-Modelle nicht-mesenzephalen Ursprungs immer gezeigt werden, dass die verwendeten Zellen tatsächlich Charakteristika dopaminerger Neurone besitzen. Diese Unsicherheit besteht weniger bei den „ex vivo"-Modellen.

3. Gliederung der Gesamtarbeit

Aus den bisherigen Ausführungen ergibt sich, dass ein Mangel an humanen Zelltypen besteht, die als Substrat für die Entwicklung eines „in vitro"-Parkinson-Modells verwendet werden könnten. In der vorgelegten Arbeit wurde die Eignung von bestimmten humanen Blutzellen als Substrat für die Etablierung von zellulären Parkinsonmodellen überprüft. Dabei wurden zwei weitestgehend unabhängige Ansätze verfolgt. Deswegen werden sie komplett getrennt voneinander dargestellt. Am Ende der Arbeit erfolgt eine abschließende Zusammenfassung.

Teil 1: Hämatopoetische Stammzellen als Substrat für zelluläre Parkinson-Modelle

I Einleitung

1. Stammzellen in der Parkinson-Forschung

1.1. Eigenschaften von Stammzellen

Gemeinsame Eigenschaft aller Stammzellen ist die Fähigkeit in ihrer undifferenzierten Form prinzipiell unerschöpflich zu proliferieren sowie, in unterschiedlichem Ausmaß, sich zu spezialisierten Zelltypen zu entwickeln.

Ausgangspunkt aller theoretischen Überlegungen sind dabei pluripotente Stammzellen, die in der Lage sind, zu Zelltypen aller drei Keimblätter zu differenzieren und unbegrenzt zu proliferieren.

Theoretisch eröffnet sich damit die Möglichkeit, aus einer pluripotenten Stammzelle jeden beliebigen Zelltyp zu entwickeln. Prototyp der pluripotenten Stammzelle ist die embryonale Stammzelle (ESZ). ESZ werden aus der inneren Zellmasse der Blastozyste gewonnen. Seit einiger Zeit werden tierische und humane ESZ erfolgreich „in vivo" (nach Transplantation) und „in vitro" zu verschiedenen Zelltypen aller drei Keimblätter differenziert (als Übersichtsarbeit (Odorico, Kaufman et al. 2001)).

1.1.1. Möglichkeiten der Nutzung von Stammzellen in der Parkinson-Forschung

Aufgrund der oben dargestellten Eigenschaften spielen Stammzellen in verschiedenen Bereichen der Parkinson-Forschung eine wichtige Rolle. Sie eignen sich als Substrat zur Entwicklung von zellulären Parkinsonmodellen. Bezüglich therapeutischer Optionen liegt der Gedanke nahe, dass die untergegangenen dopaminergen Neurone durch Zellen, die aus Stammzellen generiert wurden, ersetzt werden könnten. Sog. Zellersatz-Verfahren, bei denen versucht wird die untergegangenen Neurone zu ersetzten, finden seit Beginn der achtziger Jahre statt. Neben zahlreichen Tierexperimenten wurde auch bei

Patienten mit IPS versucht, den Zellverlust auszugleichen. Dabei wurden meist fetale dopaminerge Neurone implantiert (vgl. als Übersicht (Levy, Stroomza et al. 2004)). Obwohl ein Teil der Patienten von der Behandlung profitierte, wird die Entwicklung dieses Verfahrens aufgrund z. T. gravierender Nebenwirkungen verzögert.

Humane ESZ sind somit Gegenstand intensiven Interesses bezüglich therapeutischer und experimenteller Optionen für verschiedene (neuro-) degenerative Erkrankungen wie das IPS (Sonntag and Sanchez-Pernaute 2006). Die Nutzung von humanen ESZ zu Forschungszwecken ist in vielen Ländern, auch in Deutschland, gesetzlich stark eingeschränkt. Dies beruht auf ethisch-moralischen Überlegungen, die an dieser Stelle nicht weiter erörtert werden. Deswegen ist es notwendig, nach anderen Arten von humanen Zellen zu suchen, welche vergleichbare Möglichkeiten bieten.

1.2. Eigenschaften und Eignung von hämatopoetischen Stammzellen zur Entwicklung von zellulären Parkinson-Modellen

1.2.1. Adulte Stammzellen

Adulte Stammzellen werden diejenigen Stammzellen genannt, die ein Leben lang im Organismus persistieren und für die Lebensdauer des Gesamtorganismus gewebsspezifisch Zellen regenerieren (Wagers and Weissman 2004). Die klassische Vorstellung ging davon aus, dass die Entwicklung dieser Stammzellen entlang eines hierarchisch organisierten Differenzierungs-Pfades verläuft. Je differenzierter die Zelle ist, desto geringer wird die Anzahl an Zelltypen, zu denen sie sich entwickeln kann. Es wurde angenommen, dass adulte Stammzellen bezüglich ihres Differenzierungspotentials an die „Gewebespezifität" gebunden, oder zumindest auf Zelltypen ihres Keimblatts festgelegt seien.

Vor einigen Jahren begann sich diesbezüglich ein Paradigmen-Wechsel zu vollziehen, weil sich die Hinweise darauf verdichteten, dass auch adulte Stammzellen die Fähigkeit besitzen, sich zu Zelltypen aus anderen Keimblättern als ihrem ursprünglichen zu entwickeln (Ferrari, Cusella-De Angelis et al. 1998) (als Übersicht (Wagers and Weissman 2004)).

Transdifferenzierungspotential adulter Stammzellen
Dieses Phänomen wird als Transdifferenzierungspotential bezeichnet. Die englische Bezeichnung ist „stem cell plasticity". Unter Transdifferenzierung versteht man die oben beschriebene Fähigkeit adulter Stammzellen, zu Zelltypen aller Keimblätter zu differenzieren (Wagers and Weissman 2004). Das bedeutet, dass auch adulte Stammzellen, unter bestimmten Voraussetzungen, pluripotent sind. In manchen Arbeiten wird auch von Transdeterminierung oder Dedifferenzierung gesprochen, wobei diese Begriffe vergleichbare Annahmen zugrunde legen, also darauf beruhen, dass Stammzellen ihren ursprünglichen Differenzierungspfad verlassen können.

Von besonderer Bedeutung waren dabei Beobachtungen nach Knochenmarktransplantation (KMT). So wurde sowohl im Tierexperiment mit immundefizienten Mäusen (Krause, Theise et al. 2001) als auch bei post mortem- Untersuchungen an Personen, die nach einer Myeloablation eine KMT erhalten hatten, beobachtet, dass sich differenzierte Zellen des Knochenmarkspenders in verschiedenen Organe aller drei Keimblätter, unter anderem auch im ZNS, des Empfängers finden ließen (Mezey, Key et al. 2003).

Diese Beobachtungen mit der daraus generierten Hypothese des Transdifferenzierungspotentials adulter Stammzellen lösten anfangs eine kontroverse Debatte aus, die hier nicht weiter dargestellt wird (vgl. als Übersicht (Wagers and Weissman 2004)).

In der Folgezeit konnte diese Hypothese in einer Vielzahl von Arbeiten bestätigt werden. So wurde z.B. aus dem Knochenmark eine nicht-hämatopoetische, also CD45-negative Zellpopulation isoliert (zu der CD-Klassifikation s.u.), von den Autoren MAPC („multipotent adult progenitor cell", engl. für pluripotente adulte Vorläuferzelle) genannt, die zu Zellen aller drei Keimblätter „in vitro" differenziert werden konnte (Jiang, Jahagirdar et al. 2002). Die Ergebnisse konnten von anderen Arbeitsgruppen bestätigt werden (wobei es z.T. Unterschiede in den Begrifflichkeiten gibt (D'Ippolito, Diabira et al. 2004)). Auch aus der menschlichen Haut konnten Stammzellen isoliert werden, von den

Autoren als „skin derived precursors" (SKP, engl. Abk. für Haut-Vorläuferzellen) bezeichnet, die zu Zellen aller drei Keimblätter transdifferenzierten (Toma, McKenzie et al. 2005). Aufgrund der Vielzahl von Beobachtungen der letzten Jahre, auch und insbesondere bei „in vitro"-Experimenten, gilt es heute als sicher, dass bestimmte adulte Stammzellen unter geeigneten Bedingungen Transdifferenzierungspotential besitzen.

1.2.2. Hämatopoetische Stammzellen

Hämatopoetische Stammzellen (HSZ) kommen v.a. im (blutbildenden) Knochenmark und, zu einem kleinen Anteil, im peripheren (= im Gefäßsystem zirkulierenden) Blut vor. Nach dem „Cluster of Differentiation" (CD)-System, das Zelltypen anhand von für sie typischen Molekülen an der Membran-Außenseite klassifiziert (sog. Zellmarker), sind alle Zellen des hämatopoetischen Systems CD45-positiv (CD45-pos.). Damit sind auch HSZ zwingend CD45-pos. (in der vorgelegten Arbeit ist bei Erwähnung von HSZ die Eigenschaft „CD45-pos." impliziert).

Der klassische Zellmarker der HSZ ist CD34 (Krause, Fackler et al. 1996). Ein Teil der HSZ ist auch CD133-pos. bzw. CD34-pos. und CD133-pos. (=CD34/ CD133-pos.). Bei den CD34/ CD133-pos. HSZ wird davon ausgegangen, dass es sich um eine unreifere, d.h. weniger differenzierte Form der HSZ handelt (Handgretinger, Gordon et al. 2003). Solche CD34/ CD133-pos. HSZ werden häufig und in der vorgelegten Arbeit als „frühe" HSZ bezeichnet.

Transdifferenzierungspotential von HSZ

Es ist bisher umstritten, inwieweit das oben dargestellte Transdifferenzierungspotential einiger adulter Stammzellen auch für HSZ gilt. So gibt es mehrere Arbeiten, die HSZ als differenzierte Zellen in verschiedenen Organen nachweisen konnten (z.B. in der menschlichen Leber bei (Lagasse, Connors et al. 2000)). Ein Großteil anderer Ergebnisse, von denen ursprünglich auf ein Transdifferenzierungspotential der HSZ geschlossen wurde, konnte aber auf das Phänomen der Zellfusion zurückgeführt werden (vgl. (Wang, Willenbring et al. 2003)). Ein weiterer wesentlicher Einwand war die Frage, ob es sich bei den zugrundeliegende Zellen um eine einheitliche Entität von HSZ handelt, oder ob diese Zellen nicht eher ein Gemisch von verschiedenen gewebsspezifischen adulten Stammzellen darstellen, das im Knochenmark beheimatet ist. Diese These wurde von verschiedenen Arbeitsgruppen postuliert, welche ein solches Zellgemisch auch für die oben beschriebenen „in vivo"-Phänomene nach KMT verantwortlich machen (Kucia, Ratajczak et al. 2005) (Price, Prather et al. 2006) und damit das Transdifferenzierungspotential von HSZ bezweifeln. Die bisherigen Ergebnisse sind also kontrovers, ebenso wie die Frage nach dem spezifischen „neuronalen Potential" der Zellen (Chen, Hudson et al. 2005) (Roybon, Ma et al. 2006).

Die Ergebnisse einer kürzlich veröffentlichten Arbeit untermauern erneut, dass HSZ zu Zellen verschiedener Keimblätter differenzieren können (Kuci, Kuci et al. 2008). Bei den Experimenten wurden hochaufgereinigte „frühe" HSZ aus dem peripheren Blut von Spendern nach G-CSF-Stimulation (s.u.) verwendet, wodurch die oben beschriebenen Zweifel hinsichtlich der Identität der Zellen nicht bestehen. Es wurde beobachtet, dass in Zellkultur unter geeigneten Bedingungen aus HSZ (von den Autoren sog.) „adult multipotent hematopoetic cells" (AMHC, engl. Abk. für adulte pluripotente hämatopoetische (Stamm-) Zellen) entstanden, die keine typischen Oberflächenmarker von HSZ mehr aufwiesen. Aus den AMHC konnten Hepatozyten-ähnliche Zellen, Skelettmuskel-ähnliche Zellen und sog. „neuron progenitor-like cells" (NPLC, engl. Abk. für „Neuronale Vorläufer"-ähnliche Zellen) generiert werden. Die Beobachtungen zu den NPLC sind dabei für die vorgelegte Arbeit von besonderer Bedeutung.

Transdifferenzierung von HSZ in „Neuronale Vorläufer"-ähnliche Zellen

Aus den NPLC entwickelten sich unter geeigneten Bedingungen Neuronen-ähnliche Zellen, Astrozyten-ähnliche Zellen und Oligodendrozyten-ähnliche Zellen. Die Charakterisierung der Zellen stützte sich auf morphologische Kennzeichen (z.B. die Ausbildung von Neuriten und das typische Aussehen von Oligodendrozyten) und den immunhistochemischen Nachweis zelltypischer Proteine (wie β-Tubulin III als Marker der frühen neuronalen Entwicklung, MBP für Oligodendrozyten und GFAP für Astrozyten).

Der auf den AMHC noch vorhandene Zellmarker CD45, der für hämatopoetische Zellen wesentlich ist, ließ sich im Verlauf der Differenzierung zu den spezifischen neuronalen Zellen nicht mehr nachweisen. Außerdem konnte innerhalb der Population von ß-Tubulin III- positiven Zellen eine Subpopulation von Zellen diskriminiert werden, die maßgebliche Charakteristika dopaminerger Neurone aufwiesen:

- Mittels RT-PCR konnten die Enzyme DOPA-Decarboxylase, Dopamin-ß-Hydroxylase und Tyrosin-Hydroxylase detektiert werden, alle drei Enzyme sind typisch für dopaminerge Neurone.
- Die Zellen exprimierten Noradrenalintransporter und Dopamintransporter, die bei Wirbeltieren nur in dopaminergen Neuronen gefunden werden. Außerdem exprimierten sie „vesicular monoamine transporter 1" (VMAT1) und „vesicular monoamine transporter 2" (VMAT2). Diese Proteine finden sich ebenfalls in dopaminergen Neuronen und sind in der Lage Monoamine wie Dopamin, zu speichern. Der Nachweis erfolgte jeweils mittels RT-PCR.
- Eine Chromatographie-Analyse zeigte, dass die Zellen relevante Mengen von Dopa und Dopamin produzierten, ohne vorherige externe Stimulation.
- Mittels Patch-Clamp-Technik konnte gezeigt werden, dass ein Teil der Zellen ein negatives Ruhepotential und spannungsabhängige Ionenkanäle hatte.

(Zu allen hier kurz dargestellten Ergebnissen vgl. (Kuci, Kuci et al. 2008).)
Es bleibt zu ergänzen, dass es bereits andere Arbeitsgruppen gibt, die aus humanen embryonalen Stammzellen neuronen-ähnliche Zellen mit dopaminergen Eigenschaften generiert haben (Hong, Kang et al. 2008).

1.3. Zusammenfassung

Als Bilanz der Ergebnisse der letzten Jahre lässt sich festhalten, dass es wahrscheinlich ist, dass auch HSZ Transdifferenzierungspotential besitzen. HSZ könnten unter geeigneten Bedingungen zu Zellen mit phänotypischen und funktionalen Eigenschaften dopaminerger Neurone differenziert werden. Das theoretische Potential dieser Zellen liegt einerseits auf dem Feld der oben beschriebenen therapeutischen Möglichkeiten. Insbesondere die Gewinnung autologer, also genetisch identischer Zellen, erscheint vielversprechend. Ebenso erscheint es möglich auf Basis dieser Zellen ein „in vitro"-Parkinson-Modell zu etablieren. Auch wenn noch weitere Experimente unternommen werden müssen, um den neuronal-dopaminergen Charakter dieser Zellen zu untermauern, ist es möglich, dass diese Zellen ein geeignetes Substrat für die Parkinson-Forschung darstellen. Diese Betrachtung geschieht insbesondere vor dem Hintergrund, dass alle anderen bisher für zelluläre Parkinson-Modelle verwendeten Zelltypen (s. Abschnitt „Allgemeiner Teil, Einleitung"), v.a. hinsichtlich ihres dopaminerg-neuronalen Charakters, Schwächen aufweisen, und es sich nur z.T. um humane Zellen handelt.

2. Voraussetzungen zur Nutzung von HSZ als zelluläre Parkinson-Modelle

2.1. Gewinnung der HSZ mittels Leukapherese

Da HSZ nur in sehr geringem Maße im peripheren Blut vorkommen (s.u.), muss, um eine ausreichende Anzahl an HSZ zur Etablierung einer Zellkultur (als Grundlage für die Etablierung eines Parkinson-Modells) zu gewinnen, eine Leukapherese durchgeführt werden. Für die Leukapherese sind zwei venöse Zugänge nötig, die über ein Schlauchsystem verbunden sind. Dem zirkulierenden Blut werden dann mittels Durchflusszytometrie (s. Methodenteil) extrakorporal spezifisch HSZ entzogen.

Für die erfolgreiche Durchführung der Leukapherese ist ein bestimmter Anteil von HSZ im peripheren Blut notwendig. Auch wenn die Angaben hierzu schwanken, kann man davon ausgehen, dass ein relativer Anteil von min. 1 „frühen" HSZ pro 1000 Gesamtleukozyten (0,1 % der Gesamtleukozyten) gegeben sein muss (Kuci, Kuci et al. 2008).

2.1.1. Vorteile der Leukapherese

Da die Leukapherese ein relativ schonendes Verfahren ist, stellt diese Methode der Gewinnung einen Vorteil der HSZ gegenüber anderen adulten HSZ dar, die möglicherweise auch als Substrat für die Entwicklung von zellulären Parkinson-

Modellen dienen könnten. Dieses Verfahren findet routinemäßig im Rahmen von Knochenmarkstransplantationen statt. Es ist weniger invasiv als etwa Knochenmarkspunktionen, Haut- oder Muskelbiopsien, die zur Gewinnung anderer Typen adulter Stammzellen notwendig sind.

2.2. Physiologischer Normbereich der HSZ

Allgemein anerkannte physiologische Normbereiche für HSZ sind nicht etabliert, weil sie im klinischen Alltag zur Zeit noch keine Relevanz besitzen.

Der am besten etablierte Normbereich ist derjenige für CD34-positive HSZ und wird für gesunde Personen mit einer relativen Häufigkeit von 0,01 % der Gesamtleukozyten als oberem Grenzwert (Lane, Law et al. 1995) (Gratama, Orfao et al. 1998) angegeben. Ein unterer Grenzwert ist nicht etabliert. Für junge gesunde Personen wurde von einer Arbeitsgruppe aber auch ein Mittelwert von 0,03 % der Gesamtleukozyten festgestellt (Grundmann, Scheid et al. 2007).

In der vorgelegten Arbeit war der Anteil von „frühen" HSZ von besonderem Interesse, da sie sich für die Transdifferenzierung in Neuronen-ähnliche Zellen mit dopaminergen Eigenschaften am besten eignen. Für die erst seit einigen Jahren klassifizierten „frühen" HSZ gibt es noch weniger Angaben zu einem physiologischen Normbereich. Der am klarsten formulierte Wert geht von einem relativen Anteil von etwa 50 % der CD34-pos. HSZ aus (Grundmann, Scheid et al. 2007), was durch eine andere Arbeit bestätigt wird (Turan, Brehm et al. 2007). Auf Basis dieser beiden Arbeiten kann man einen physiologischen Normbereich von 0,003- 0,007 % der Gesamtleukozyten formulieren (Mittelwert 0,005 +/- 0,002 %). Dieser Wert darf keinesfalls als allgemein etabliert betrachtet werden, sondern kann nur als Richtwert für die eigenen Messungen dienen.

2.3. G-CSF-Stimulierung

Um eine ausreichende Anzahl von HSZ für die Durchführung einer Leukapherese zur Verfügung zu haben, muss deshalb zuvor eine Mobilisierung der HSZ aus dem Knochenmark erfolgen. Unter Mobilisierung versteht man den Vorgang, dass Zellen, die v.a. im Knochenmark vorkommen, vermehrt ins periphere Blut übertreten. Goldstandard dafür ist die Behandlung mit „Granulocyte-Colony Stimulating Factor" (G-CSF, englische Abk. für Granulozyten-Kolonie stimulierender Faktor). G-CSF bewirkt eine Mobilisierung von HSZ in das periphere Blut, so dass ihr relativer Anteil auf 0,1-1 % (oder mehr) der Gesamtleukozyten steigt und durch eine Leukapherese ausreichend HSZ gewonnen werden können (vgl. als Übersicht (Pelus 2008)).

2.3.1. Nebenwirkungsprofil

Das Nebenwirkungsprofil von G-CSF ist milde und besteht aus Allgemeinsymptomen wie Kopfschmerzen, Fieber oder Knochenschmerzen. G-CSF stellt trotz der grundsätzlich guten Verträglichkeit dennoch eine Belastung mit sehr seltenen gravierenden Nebenwirkungen wie einer Milzruptur (Falzetti, Aversa et al. 1999) und insb. noch nicht vollständig geklärten Langzeiteffekten dar. Daher ist es wünschenswert, wenn die Gabe von G-CSF (wie jedes anderen Medikaments auch), vermieden werden könnte. Diese Forderung wird verstärkt, wenn die G-CSF-Gabe im Rahmen von Forschungszwecken geschieht. In einer solchen Situation muss eine Abwägung der positiven und negativen Folgen für den Spender kritischer betrachtet werden, als wenn ein Patient von einer G-CSF-Behandlung direkt profitiert.

2.4. HSZ bei Patienten mit Parkinson-Syndrom

Es gibt bisher nach Kenntnis des Autors keine veröffentlichten Daten zum Anteil von HSZ im Rahmen des Parkinson-Syndroms, anderer neurodegenerativer Erkrankungen oder neurologischer Erkrankungen im Allgemeinen.

2.4.1. Mögliche Analogien zu anderen Erkrankungen

Von Bedeutung können deswegen Erkenntnisse aus anderen Erkrankungen sein, bei denen Besonderheiten des HSZ-Anteils (HSZ-Anteil seht für den relativen Anteil der HSZ an den Gesamtleukozyten) beobachtet wurden. Wesentlich sind dabei Arbeiten, die sich mit Stammzellen im peripheren Blut bei Patienten mit Z.n. akutem Myokardinfarkt (AMI) beschäftigen.

Es wurde festgestellt, dass der Anteil an CD34-pos. Stammzellen bei Patienten mit Z.n. AMI erhöht ist (Shintani, Murohara et al. 2001). Diese Zellen waren

CD45-neg. und werden als „Epithelial Progenitor Cells" (EPC, engl. Abk. für Epithel-Vorläuferzellen) bezeichnet. Die EPC können damit nicht als HSZ klassifiziert werden.

HSZ-Anteil bei Patienten mit Z.n. AMI

In der Arbeit von (Grundmann, Scheid et al. 2007) wurde erstmalig der Anteil der verschiedenen HSZ-Subtypen bei Patienten mit Z.n. AMI systematisch untersucht. Dabei wurde z.B. für eine Subgruppe von HSZ ca. eine Vervierfachung des initialen Ausgangswerts gefunden (vgl. Diskussion mit ausführlicher Besprechung des Arbeiten zum HSZ-Anteil bei Z.n. AMI).

Bei allen offensichtlichen Unterschieden zwischen den Krankheitsentitäten Parkinson-Syndrom und AMI, erscheinen Analogien hinsichtlich des HSZ-Anteils möglich. Bei beiden Erkrankungen handelt es sich um Zustände mit Zelluntergang, was für den Organismus ein Signal zur Regeneration, also möglicherweise eine erhöhte Mobilisierung von Stammzellen, bedeutet. Laborinterne Experimente ergaben den Anfangsverdacht, dass der HSZ-Anteil bei Patienten mit Parkinson-Syndrom erhöht sein könnte. Wäre der Anteil an „frühen" HSZ bei Patienten mit Parkinson-Syndrom auf min. 0,1 % der Gesamtleukozyten erhöht, könnte eine Stimulation mit G-CSF (zur Etablierung eines „in vitro"-Parkinson-Modells) entfallen. Damit wären Patienten mit Parkinson-Syndrom sehr gut als HSZ-Spender geeignet.

2.4.2. Mögliche Einflussfaktoren

Faktoren, die möglicherweise einen Einfluss auf den HSZ-Anteil haben, wurden bereits in einigen Arbeiten über den Anteil von HSZ oder anderen zirkulierenden Stammzellen bei Patienten mit Z.n. AMI diskutiert.

Neben anderen, für den AMI spezifischen Faktoren, gab es auch Hinweise auf das Alter und auf Entzündungsparameter als Einflussfaktoren ((Turan, Brehm et al. 2007), vgl. Diskussion mit Erläuterungen zu den Einflussfaktoren).

Bei Patienten mit Parkinson-Syndrom kamen die Dauer des Parkinson-Syndroms und die L-Dopa-Dosis als Einflussfaktoren auf den HSZ-Anteil in Betracht, insb. dann, wenn der HSZ-Anteil von der physiologischen Norm abweichen sollte. Die Dauer des Parkinson-Syndroms erschien deswegen von

Interesse, weil sie beim Parkinson-Syndrom als neurodegenerativer Erkrankung einen Einfluss auf die Mobilisierung der HSZ haben könnte, analog zu den Erkenntnissen und Erklärungsmodellen bei Patienten mit Z.n. AMI (s. Diskussion). Die L-Dopa-Dosis zum Zeitpunkt der Blutentnahme war aufgrund der überragenden Stellung der Dopaminsubstitution in der Behandlung des Parkinson-Syndroms als Einflussfaktor zu berücksichtigen. Zudem kann es im Rahmen der L-Dopa-Therapie als sehr seltene Nebenwirkung zu Blutbildveränderungen, u.a. im Sinne einer passageren Leukopenie, kommen, so dass ein Einfluss von L-Dopa auf das hämatopoetische System angenommen werden kann.

3. Zielsetzung der Arbeit

3.1. Sind IPS-Patienten besonders als HSZ-Spender geeignet?

Aufgrund der oben genannten Überlegungen und Beobachtungen schien es möglich, dass IPS-Patienten besonders als Spender von „frühen" HSZ geeignet sind. Die Beantwortung dieser Frage war die wesentliche Zielsetzung der vorgelegten Arbeit.

3.1.1. Deskriptive Analyse der HSZ-Werte von Kontrollpersonen

Als Qualitätskontrolle der eigenen Messungen wurden von gesunden Probanden die Lagemaße der HSZ-Werte (die Bezeichnung HSZ-Wert steht für den Wert des Anteils von „frühen" HSZ (in Prozent an den Gesamtleukozyten)) bestimmt, um festzustellen, ob die im Rahmen der vorgelegten Arbeit durchgeführten Messungen im Bereich der bisher bekannten Ergebnisse lagen. Als Richtwert für den physiologischen Anteil der „frühen" HSZ konnte ein Normbereich von 0,003- 0,007 % der Gesamtleukozyten angenommen werden. Es wurde beschrieben wie sich die Lagemaße der HSZ-Werte in der Gruppe der gesunden Kontrollen zu diesem Bereich verhielten und wie viele der einzelnen HSZ-Werte unterhalb, innerhalb oder oberhalb dieses Bereichs lagen.

3.1.2. Deskriptive Analyse der HSZ-Werte von IPS-Patienten

Schwerpunkt der Arbeit war die Bestimmung der Lagemaße der HSZ-Werte in einer Gruppe von IPS-Patienten, entsprechend dem Vorgehen bei den Kontrollen. Hierfür wurde eine Gruppe von IPS-Patienten gebildet. Die Bestimmung erfolgte in Hinblick auf eine mögliche Abweichung vom physiologischen Normbereich. Wäre der Anteil von „frühen" HSZ auf min. 0,1 % der Gesamtleukozyten erhöht, könnte eine G-CSF-Stimulation entfallen.

3.2. Vergleich von IPS-Patienten und Kontrollen

Unabhängig von der Ausprägung der HSZ-Werte in den beiden Gruppen wurde analysiert, ob ein Unterschied zwischen IPS-Patienten und Kontrollen hinsichtlich der HSZ-Werte vorlag. Entsprechend der oben dargestellten Beobachtungen zu HSZ bei Patienten mit Z.n. AMI erschien eine Abweichung des Anteils von „frühen" HSZ bei IPS-Patienten von demjenigen bei gesunden Kontrollen möglich.

3.3. Zusammenhänge zwischen demographischen bzw. krankheitsspezifischen Merkmalen und den HSZ-Werten

Aufgrund der oben genannten Ergebnisse von u.a. (Turan, Brehm et al. 2007), welche zeigten, dass bei Patienten mit Z.n. AMI sowohl das Alter als auch Entzündungsparameter eine relevante Einflussgröße auf die Ausprägung der HSZ-Werte darstellen, wurden bei allen Probanden mögliche Zusammenhänge des Alters, des Geschlechts und der Leukozytenzahl mit ihren HSZ-Werten analysiert. Bei den IPS-Patienten wurde zusätzlich untersucht, ob die Dauer des IPS und die L-Dopa-Dosis mit den HSZ-Werten in Verbindung stand.

II Methoden und Materialien

Die Herstellernamen wesentlicher verwendeter Materialien befinden sich direkt hinter den im Methodenteil aufgeführten Materialien in Klammer. Alle Materialien, die im Methodenteil nicht näher bezeichnet sind, sind im Abschnitt „Materialien" aufgeführt.

1. Methoden

1.1. Projektplanung

Entsprechend der in der Einleitung formulierten Zielsetzung der Arbeit wurde eine Gruppe „IPS-Patienten" aus 21 Personen mit IPS gebildet. Alle Patienten mit IPS waren ärztlich diagnostiziert. Zusätzlich wurde eine Gruppe „ Kontrollen" aus neun Probanden gebildet, bei denen kein IPS vorlag. Alle neben den HSZ-Werten erhobenen Eigenschaften wurden durch Patienten-Interviews oder aus den Patienten-Unterlagen in Erfahrung gebracht (die Bezeichnung HSZ-Wert steht für den Wert des Anteils von „frühen" HSZ (in Prozent an den Gesamtleukozyten)). Alle Probanden bekundeten durch schriftliches Einverständnis entsprechend den Vorgaben der Ethikkommission der Universität Tübingen ihre Bereitschaft zur Studienteilnahme.

1.1.1. Ausschlusskriterien

Ausschlusskriterium für alle Probanden war das Vorliegen eines monogenetischen Parkinsonsyndroms, eines sekundären Parkinson-Syndroms, anderer neurodegenerativer Erkrankungen oder einer klinisch manifesten Infektion innerhalb der letzten vier Wochen. Ansonsten bestanden keine weiteren Ausschlusskriterien.

1.1.2. Aufbau und Charakteristika der Gruppen

Tabelle 1: Demographische und klinische Charakteristika der Gruppen „IPS-Patienten" und „Kontrollen". „Parkinsondauer" meint die Dauer des IPS zum Zeitpunkt der Blutentnahme. „L-Dopa-Dosis" umfasst die Dosis L-Dopa zum Zeitpunkt der Blutentnahme inklusive dem Dosisäquivalent für Dopaminagonisten (vgl. (Oertel et al., 2005, S. 23)). Zum Vergleich der erfassten Gruppeneigenschaften wurde als nicht-parametrischer Lagetest der Mann-Whitney-Test sowie der Fisher-Exakt-Test durchgeführt. Die beiden Gruppen waren hinsichtlich ihrer Alters- und Geschlechterstruktur unterschiedlich.

	Gruppe „IPS-Patienten" (n= 21)	Gruppe „Kontrollen" (n= 9)	p-Wert
Alter (in Jahren) (Median, Interquartilsbereich, Min./ Max.)	70 67,5-77,5 46/ 84	41 29,5-70 20/ 76	0,007
Geschlecht (männlich/ weiblich)	16/ 5	3/ 6	0,042
Leukozytenzahl (x 1000/µl) (Median, Interquartilsbereich, Min./Max.)	(n= 13) 6,71 5,32-9,09 4,25/ 10,22	(n= 7) 6,48 4,93-7,83 4,83/ 8,58	NS (0,91)
Parkinsondauer (in Jahren) (Median, Interquartilsbereich, Min./ Max.)	7 3-12,5 1/ 31		
L-Dopa-Dosis (in mg) (Median, Interquartilsbereich, Min./ Max.)	300 0-800 0/ 1400		

1.2. Aufbereitung der Probandenproben zur durchflusszytometrischen Analyse

1.2.1. Beschaffung des Probandenbluts

Den Patienten wurde ein EDTA- Röhrchen (à 9 ml) Vollblut aus der Vene abgenommen. Alle Probandenproben wurden dunkel und bei 4°C gelagert, aufbereitet und spätestens 12 h nach Entnahme durchflusszytometrisch analysiert. Hierfür musste das Probandenblut geeignet aufbereitet werden. Ziel hierbei war eine effektive Antikörper-Markierung der Zellen sowie die Reinigung der Leukozyten von den anderen Blutzellen und Zell-Debris.

1.2.2. Antikörpermarkierung der Proben

Es wurden vier Ansätze in jeweils einem FACS („Fluorescence Activated Cell Sorting")- Röhrchen vorbereitet: Die genaue Beschreibung der verwendeten Antikörper (AK) findet sich im Abschnitt „Materialien".

Ansatz 1 (Negativkontrolle)

Ansatz 1 diente als Negativkontrolle. Das Vollblut wurde mit zwei Typen von polyklonalen AK gegen murine Oberflächenstrukturen behandelt. Damit konnte in der späteren Untersuchung ausgeschlossen werden, dass die verwendeten Zellen eine unspezifische Antikörperbindung aufweisen.

Im Verlauf der Testreihe wurden die Blutzellen in diesem Ansatz zusätzlich mit einem AK gegen humanes CD 45 behandelt. CD 45 kommt nur auf Leukozyten vor und dient zur verbesserten Abgrenzung der Leukozyten von anderen Blutzellen und Zell-Debris.

Ansatz 1:
- 10 µl Mouse Ig (Immunglobulin) γ1 (FITC)
- 10 µl Mouse Ig γ1 (PE)
- 3 µl monoklonale AK-Lösung gegen humanes CD45
- 200 µl Vollblut

Ansätze 2 und 3 (Positivkontrolle 1 und 2, Fluoreszenz-Kompensation)

Die Ansätze 2 und 3 dienten als Positivkontrolle für die verwendeten Farbstoffe FITC (Fluorescein-Isothiocyanat) und PE (Phycoerythin). Diese Kompensation

war notwendig, weil die beiden verwendeten Farbstoffe sich in ihrem Spektralbereich am Rand überlagern, d.h. beide Farbstoffe können Licht derselben Wellenlänge emittieren. Durch die Behandlung des Vollbluts mit jeweils nur einem Farbstoff in einem Röhrchen kann durch Gerätekonfiguration bei der durchflusszytometrischen Analyse sichergestellt werden, dass die gemessene Fluoreszenz der richtigen Antikörperbindung zugerechnet wird.
Der AK war jeweils gegen CD 45 gerichtet. Dadurch konnte später sichergestellt werden, dass es sich bei den Zellen, die zur Kompensation ausgewählt wurden, um Leukozyten handelte.

Ansatz 2 (Positivkontrolle 1/ Kompensation):
- 10 µl monoklonale AK-Lösung gegen humanes CD 45 (FITC)
- 200 µl Vollblut

Ansatz 3 (Positivkontrolle 2/ Kompensation):
- 10 µl monoklonale AK-Lösung gegen humanes CD 45 (PE)
- 200 µl Vollblut

Ansatz 4 (Probe)
- 10 µl monoklonale AK-Lösung gegen humanes CD 34 (FITC)
- 10 µl monoklonale AK-Lösung gegen humanes CD 133 (PE)
- 3 µl monoklonale AK-Lösung gegen humanes CD 45 (APC)
- 200 µl Vollblut

1.2.3. Erythrozyten-Lyse

Alle Ansätze wurden mittels eines Vortex-Schüttelgeräts durchmischt und 30 min bei 4°C und Dunkelheit inkubiert. Danach wurden allen Ansätzen 2-4 ml Erythrozyten-Lysepuffer hinzugefügt. Für eine suffiziente Lyse der Erythrozyten ist gutes Durchmischen durch ein Schüttelgerät wesentlich. Anschließend wurden die Ansätze 10 min bei 4°C und Dunkelheit inkubiert.

1.2.4. Reinigung der markierten Leukozyten

Alle Röhrchen wurden mit der FACS-Flow-Lösung vollständig aufgefüllt, zentrifugiert (10 min, 1300 U/min, 20°C) und der Überstand abgegossen, anschließend wurden die Röhrchen rigide mit dem Vortex-Gerät geschüttelt, um eine Lockerung des Zellpellets sowie eine Lösung von Leukozyten von der Röhrchenwand zu erreichen. Dieser Vorgang wurde einmal wiederholt. Es wurden dann einige Tropfen der FACS-Flow-Lösung in jedes Röhrchen gegeben, womit die Ansätze vollständig zur durchflusszytometrischen Analyse aufbereitet waren.

Alle Proben wurden bei 4°C und Dunkelheit gelagert und spätestens 6 h nach Ende der Aufbereitung durchflusszytometrisch analysiert.

1.3. Durchflusszytometrische Analyse des HSZ-Anteils

1.3.1. Prinzip der Durchflusszytometrie

Die Durchflusszytometrie ist ein Verfahren, welches ermöglicht, bestimmte Eigenschaften von Zellen in kurzer Zeit zu bestimmen. Das Prinzip der Technik ist in Abb. 1 dargestellt.

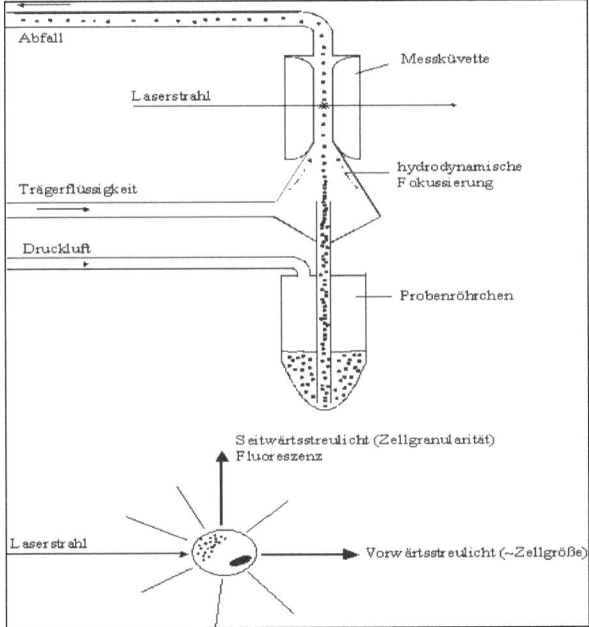

Abbildung 1: Schematische Darstellung der Durchflusszytometrie (aus (Raffael, 1987, S.4)).

Durch das Prinzip der laminaren Strömung von Flüssigkeiten wird erreicht, dass letztendlich nur eine dünne Schicht mit hintereinander aufgereihten Zellen den Laserstrahl passiert (sog. hydrodynamische Fokussierung). Wenn die Zelle den Laserstrahl passiert, bestehen zwei Möglichkeiten, die Zellen zu differenzieren:
- Abhängig von ihrer Größe und Granularität wird der Lichtstrahl unterschiedlich gestreut, wobei die Größe der Zelle maßgeblich für die sog. Vorwärtsstreuung und die Granularität der Zelle maßgeblich für die sog. Seitwärtsstreuung ist.
- Wenn die Zellen mit einem Farbstoff-konjugierten AK markiert sind, emittiert der Farbstoff aufgrund der Anregung durch den Laser ein bestimmtes Licht, das gemessen und einer AK-Markierung zugeordnet werden kann.

1.3.2. Durchführung

Die Zellen wurden mit dem Gerät FACSCalibur Flow Cytometer (Becton Dickinson, Heidelberg) entsprechend den Angaben des Herstellers analysiert, die Bearbeitung der Daten erfolgte mit der Cellquest-Software (Becton-Dickinson) entsprechend den Vorgaben des ISHAGE-Protokolls (vgl. (Sutherland, Anderson et al. 1996)).

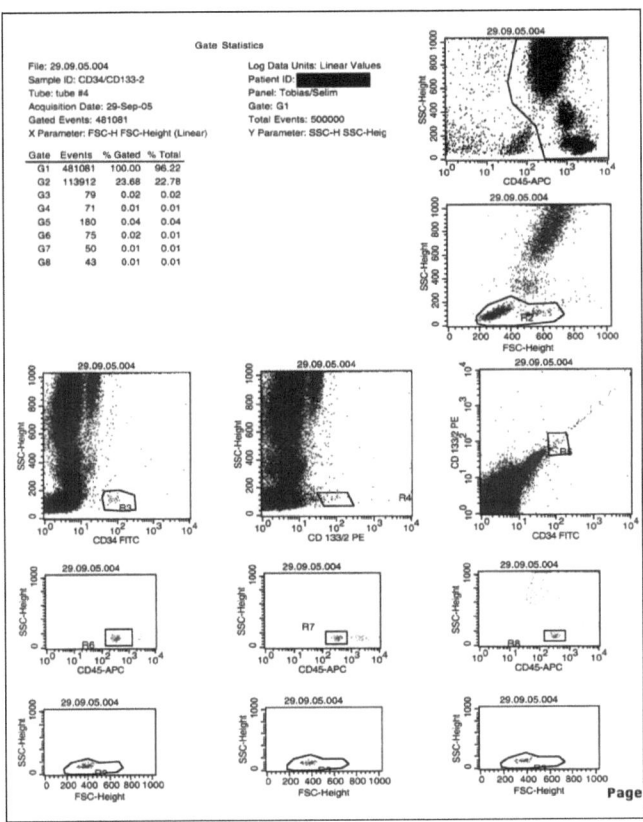

Abbildung 2: Repräsentatives Beispiel einer durchflusszytometrischen Analyse: Gemäß der Auswertung nach dem ISHAGE-Protokoll gelingt es, aus den Gesamtleukozyten (Diagramm zweite Reihe oben, rechts) eine abgrenzbare Population von CD34/ CD133-pos. Zellen zu identifizieren (Diagramm unterste Reihe, rechts).

1.4. Statistische Analyse

Die statistische Analyse der gewonnenen Daten erfolgte mit der Software SPSS 15.0.

Die Angabe der Lage- und Streuungsmaße erfolgte sowohl in der Gruppe „IPS-Patienten" wie auch in der Gruppe „Kontrollen" als Median mit Interquartilsbereich (derjenige Bereich, der die mittleren 50 % der Stichprobenwerte enthält), Minimum (Min.) und Maximum (Max.).

Für alle erhobenen Variablen wurde aufgrund der Fallzahl der Gesamtgruppe keine Normalverteilung angenommen.

Zum Gruppenvergleich wurde für intervallskalierte Parameter als nichtparametrischer Test der U-Test durchgeführt. Für die Variable Geschlecht als nominalem Parameter wurde der Fisher-Exact-Test durchgeführt.

Aufgrund der Ungleichheit der Gruppen hinsichtlich der Variablen Alter und Geschlecht wurde zum Gruppenvergleich der HSZ-Werte eine Kovarianzanalyse mit dem HSZ-Wert als abhängige Variable, Gruppe als fester Faktor sowie Alter und Geschlecht als Kovariaten durchgeführt, trotz der Nichtannahme der Normalverteilung für die verwendeten Variablen. Dieses Vorgehen ist gerechtfertigt (vgl. (Backhaus et al., 2003, S.151)).

Als Nullhypothese wurde zweiseitig geprüft, ob die erklärenden Variablen einen Einfluss auf die abhängige Variable haben. Eine zweiseitige Prüfung wurde gewählt, da ein positiver Einfluss, insb. der Gruppenzugehörigkeit auf den HSZ-Wert, möglich war, aber nicht als höchstwahrscheinlich vorausgesetzt werden konnte.

Zur Überprüfung von Korrelationen der Variablen innerhalb der Gesamtgruppe sowie gegebenenfalls in den Subgruppen wurde der nicht-parametrische Rangkorrelationskoeffizient „Spearman's Rho" (rho) sowie für die Variable Geschlecht die punktbiseriale Korrelation berechnet. Hinsichtlich der Interpretation der Korrelationskoeffizienten wurde ein Wert von 0-0,2 als sehr gering, von 0,2-0,4 als gering, von 0,4-0,6 als mäßig, von 06-0,8 als stark und von 0,8-1 als sehr stark gewertet (vgl. (Brosius, 2006, S. 519)).

Für alle angewandten Verfahren wurde ein zweiseitiges Signifikanzniveau von $p < 0,05$ als bedeutsam gewählt.

Die gemessenen HSZ-Werte wurden als konform mit dem formulierten Normbereich angenommen, wenn der Median und mehr als die Hälfte der HSZ-Werte innerhalb dieses Bereichs, also zwischen 0,003- 0,007 %, lagen.

Eine Erhöhung der HSZ-Werte auf 0,1 % wurde dann angenommen, wenn sich der Median oberhalb dieses Wertes befand.

2. Materialien

2.1. Antikörper

m γ-1 PE (Phycoerythrin) (aus Hasen gewonnener AK gegen murines γ-1)	Becton-Dickinson (Heidelberg)
m γ-1 FITC (Fluoresceinisothiocyanate) (aus Hasen gewonnener AK gegen murines γ-1)	Becton-Dickinson (Heidelberg)
CD 45-APC (Allophycocyanin) Mouse Anti-Human Monoclonal Antibody	Becton-Dickinson (Heidelberg)
CD45-FITC Mouse Anti-Human Monoclonal Antibody	Becton-Dickinson (Heidelberg)
CD 45-PE Mouse Anti-Human Monoclonal Antibody	Becton-Dickinson (Heidelberg)
CD 34-FITC Mouse Anti-Human Monoclonal Antibody	Becton-Dickinson (Heidelberg)
CD 133-2-PE Mouse Anti-Human Monoclonal Antibody	Miltenyi Biotec (Bergisch Gladbach)

2.2. Verbrauchsmaterialien, Geräte, Sonstiges

Pipetten, Pipettenspitzen	Eppendorf (Hamburg)
FACS-Röhrchen	Becton-Dickinson (Heidelberg)
Erythrozyten-Lysepuffer (1:10)	Becton-Dickinson (Heidelberg)
FACS-Flow- Lösung	Becton-Dickinson (Heidelberg)
Zentrifuge (Centrifuge 5810 R)	Eppendorf (Hamburg)
Vortex-Genie 2	Scientific industries (Bohemia, NY, USA)
FACS Calibur Flow Cytometer	Becton Dickinson (Heidelberg)
Software Cellquest	Becton Dickinson (Heidelberg)
Software SPSS 15.0	SPSS (München)

III Ergebnisse

1. Deskriptive statistische Analyse der HSZ-Werte

1.1. HSZ-Werte der Kontrollen

Unter den Kontrollen lag der Median der HSZ-Werte bei 0,00315 % (die Bezeichnung HSZ-Wert steht für den Wert des Anteils von „frühen" HSZ (in Prozent an den Gesamtleukozyten)). Der Interquartilsbereich ging von 0,00198- 0,00474 %, das Min. lag bei 0,00125 %, das Max. lag bei 0,00646 %. Der in der Einleitung als Richtwert formulierte Normbereich reicht von 0,003- 0,007 %. Der Median der HSZ-Werte lag damit am unteren Ende des Normbereiches. Von den insgesamt neun HSZ-Werten der Kontrollen lagen fünf HSZ-Werte (etwa 56 %) innerhalb des Normbereiches, vier HSZ-Werte (etwa 44 %) lagen unterhalb des Normbereichs und kein HSZ-Wert (0 %) lag oberhalb des Normbereichs.

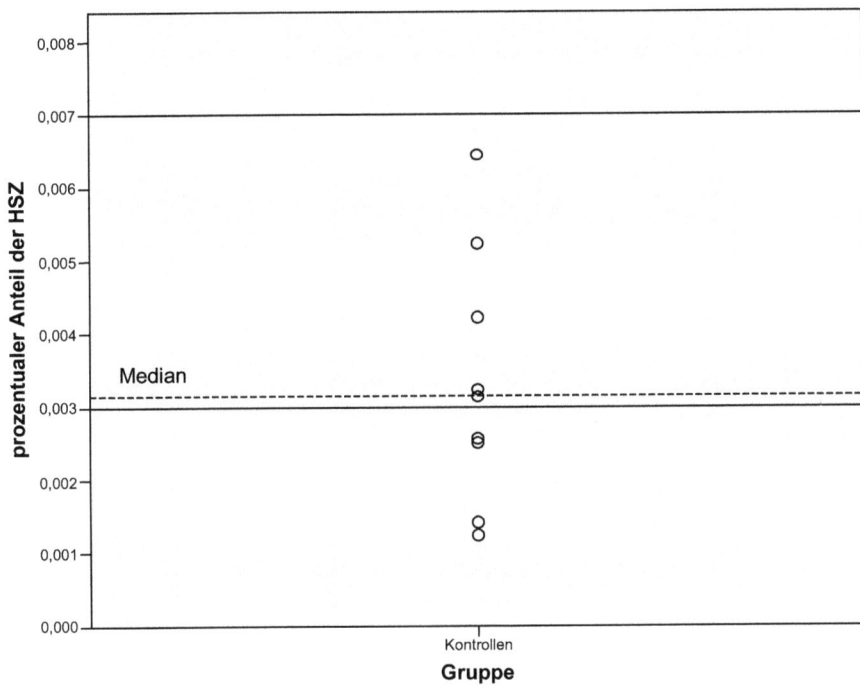

Abbildung 3: Punktdiagramm mit den HSZ-Werten der Kontrollen (n= 9). „Prozentualer Anteil der HSZ": Anteil der „frühen" HSZ an den Gesamtleukozyten in Prozent. Die Linien bei 0,003 % und 0,007 % kennzeichnen den in der Einleitung formulierten physiologischen Normbereich. Die gestrichelte Linie kennzeichnet den Median der HSZ-Werte unter den Kontrollen (0,00315 %).

1.2. HSZ-Werte der IPS-Patienten

Unter den IPS-Patienten lag der Median der HSZ-Werte bei 0,00737 % und war damit etwa 2,3-fach so hoch wie der Median der HSZ-Werte unter den Kontrollen. Der Interquartilsbereich ging von 0,00553-0,01092 %, das Min. bzw. Max. lag bei 0,00391 % bzw. 0,01687 %. Der Median lag mit 0,00737 % knapp oberhalb des Normbereichs (0,003 %- 0,007%).

Von den insgesamt 21 HSZ-Werten der IPS-Patienten lag keiner (0 %) unterhalb des Normbereichs, im Gegensatz zu den Kontrollen, bei denen 44 %

der HSZ-Werte darunter lagen. Neun HSZ-Werte (etwa 57 %) lagen innerhalb und zwölf HSZ-Werte (etwa 43 %) oberhalb des Normbereichs.
Der untere Grenzwert für die Vermeidung einer G-CSF-Stimulation beträgt 0,1 %. Kein HSZ-Wert der IPS-Patienten lag oberhalb dieses Wertes.

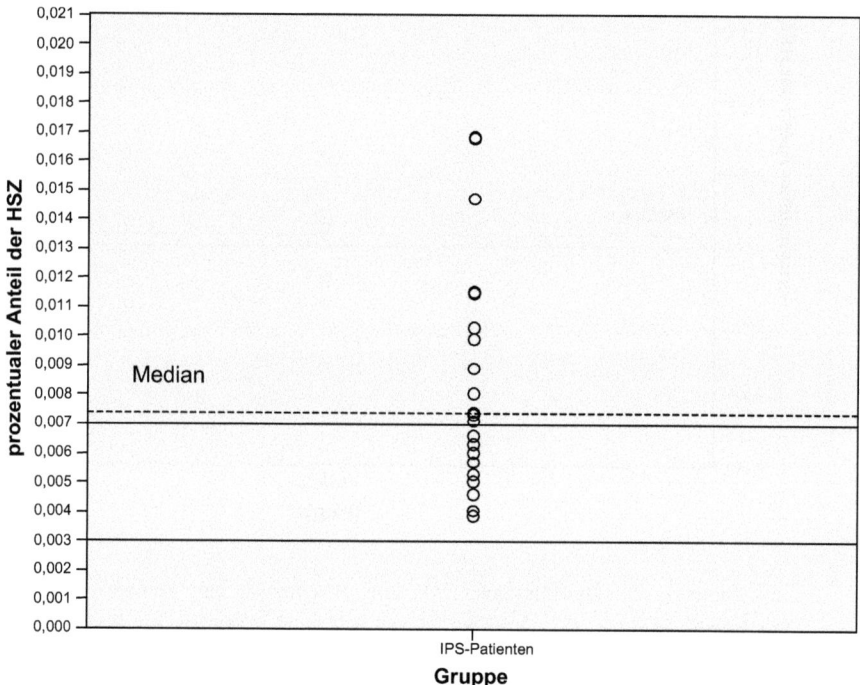

Abbildung 4: Punktdiagramm mit den HSZ-Werten der IPS--Patienten (n= 21). „Prozentualer Anteil der HSZ": Anteil der „frühen" HSZ an den Gesamtleukozyten in Prozent. Die Linien bei 0,003 % und 0,007 % kennzeichnen den in der Einleitung formulierten physiologischen Normbereich. Die gestrichelte Linie kennzeichnet den Median der HSZ-Werte unter den IPS-Patienten (0,00737 %).

2. Vergleich von IPS-Patienten und Kontrollen

Die durchgeführte Kovarianzanalyse (mit dem HSZ-Wert als abhängiger Variablen und der Gruppenzugehörigkeit (Vorliegen eines IPS oder nicht), Alter und Geschlecht als erklärenden Variablen) war hochsignifikant (p= 0,007). Die

Nullhypothese, es bestehe kein Zusammenhang zwischen dem HSZ-Wert eines Probanden und den erklärenden Variablen, konnte damit zurückgewiesen und das berechnete Modell interpretatorisch verwertet werden. Die Güte des Modells zeigt sich durch das Bestimmtheitsmaß R^2, welches bei 0,36 lag. Die Unterschiede der HSZ-Werte konnten also zu 36 % durch dieses Modell erklärt werden.

Die Gruppenzugehörigkeit war als erklärende Variable signifikant (p= 0,047). Das Vorliegen eines IPS hatte damit Einfluss auf die Unterschiede der HSZ-Werte. Alter und Geschlecht waren als erklärende Variablen nicht signifikant (p= 0,311 bzw. p= 0,970) Dies bedeutet, dass durch diese Variablen die unterschiedlichen HSZ-Werte nicht erklärt werden konnten.

Es bleibt damit festzuhalten, dass der bei den IPS-Patienten etwa 2,3-fach höhere Median der HSZ-Werte, trotz der unterschiedlichen Alters- und Geschlechterstruktur der beiden Gruppen, auf das Vorliegen des IPS zurückgeführt werden konnte. Dieses Ergebnis hatte sich bereits bei der deskriptiven Analyse der HSZ-Werte in den beiden Gruppen angedeutet.

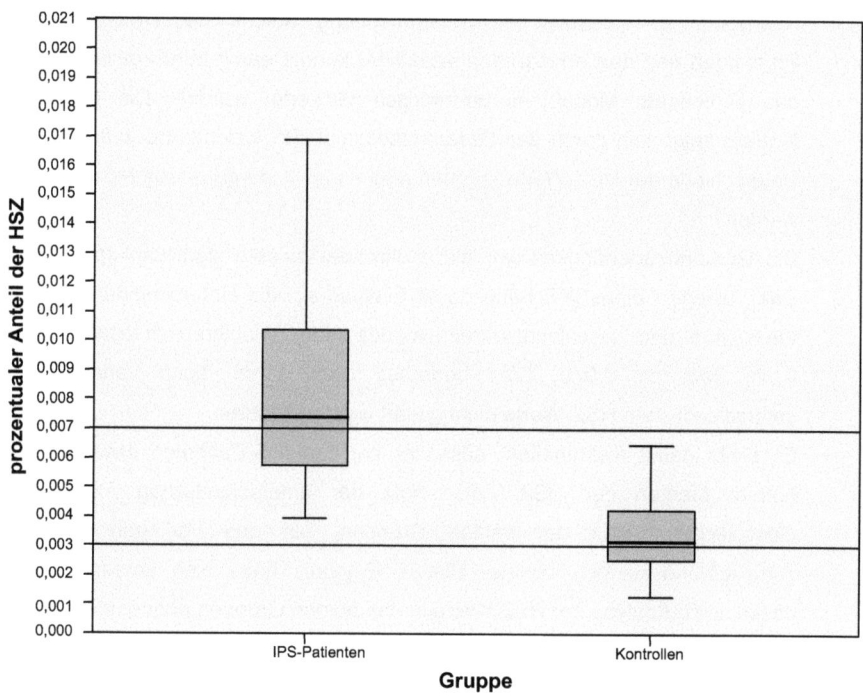

Abbildung 5: Darstellung der Verteilung der HSZ-Werte mit Boxplots, aufgeteilt nach den Gruppen. „Prozentualer Anteil der HSZ": Anteil der „frühen" HSZ an den Gesamtleukozyten in Prozent. Die Linien bei 0,003 % und 0,007 % kennzeichnen den in der Einleitung formulierten physiologischen Normbereich.

3. Korrelationsanalysen

3.1. Korrelationen der HSZ-Werte mit demographischen und klinischen Parametern in der Gesamtgruppe (n= 30)

Es wurde in der Gesamtgruppe (n= 30) analysiert, ob ein Zusammenhang der Parameter Alter, Geschlecht und Leukozytenzahl mit dem HSZ-Wert bestand. Dabei war die Leukozytenzahl nur von 20 der 30 Probanden (13 IPS-Patienten und sieben Kontrollen) bekannt.

Es bestand ein signifikanter, mäßig ausgeprägter Zusammenhang (p= 0,002, rho= 0,55) zwischen dem Alter und dem HSZ-Wert eines Probanden. Der HSZ-Wert eines Probanden war also mit mäßiger Ausprägung umso höher, je älter der Proband war.

Männer hatten in geringem Maße höhere HSZ-Werte als Frauen; dieser Zusammenhang war aber nicht signifikant (p= 0,26, rho= (-) 0,21).

Zwischen der Höhe der Leukozytenzahl und dem HSZ-Wert eines Probanden bestand nur ein sehr geringer und nicht signifikanter Zusammenhang (n= 20, p= 0,72, rho= 0,09).

Tabelle 2: Korrelationen in der Gesamtgruppe
„% HSZ"= Anteil der „frühen" HSZ an den Gesamtleukozyten; „Leukozytenzahl"= Leukozyten pro µl Vollblut (für die Variable Geschlecht punktbiseriale Korrelation (mit männlich= 1, weiblich= 2); Angabe des Korrelationskoeffizienten nach Spearman; NS= nicht signifikant).

		Alter	Geschlecht	Leukozytenzahl (n= 20)
% HSZ	Korrelationskoeffizient	0,55	(-) 0,21	0,09
	p-Wert	0,002	0,26 (NS)	0,72 (NS)

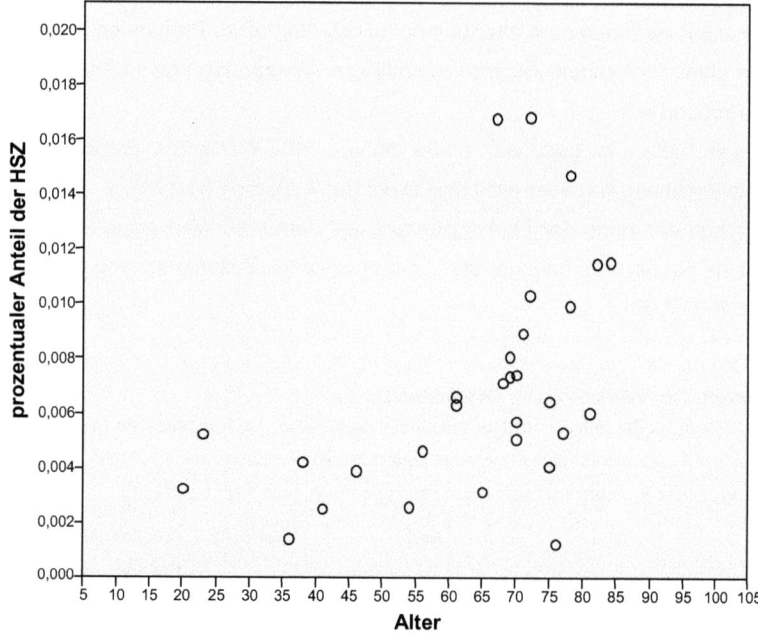

Abbildung 6: Punktdiagramm mit den Variablen Alter (in Jahren) und „prozentualer Anteil der HSZ" (= Anteil der „frühen" HSZ an den Gesamtleukozyten in Prozent) in der Gesamtgruppe. Es besteht ein mäßig ausgeprägter Zusammenhang zwischen dem Alter und dem HSZ-Wert der Probanden.

Mögliche Zusammenhänge der HSZ-Werte mit den in der Gesamtgruppe geprüften Variablen wurden auch in den beiden Subgruppen getrennt untersucht. Dieses Vorgehen war notwendig, um auszuschließen, dass der gefundene Zusammenhang zwischen den HSZ-Werten und dem Alter in der Gesamtgruppe auf die unterschiedliche Altersstruktur der beiden Gruppen zurückzuführen war. Die IPS-Patienten waren älter als die Kontrollen, und das Vorliegen eines IPS hatte, wie oben gezeigt, einen positiven Einfluss auf die Ausprägung der HSZ-Werte.

3.2. Korrelationen der HSZ-Werte mit demographischen und klinischen Parametern in der Gruppe „IPS-Patienten" (n= 21)

In der Gruppe der IPS-Patienten zeigte sich, im Gegensatz zur Gesamtgruppe, kein signifikanter Zusammenhang zwischen den HSZ-Werten und dem Alter der Patienten (p= 0,07). Ältere Patienten hatten in dieser Stichprobe zwar eher höhere HSZ-Werte, allerdings geringer ausgeprägt als in der Gesamtgruppe (rho=0,4) und statistisch nicht bedeutsam.

Die HSZ-Werte waren, nicht signifikant (p= 0,94 bzw. p= 0,8), tendenziell höher, wenn der Proband männlich war, bzw. je geringer seine Leukozytenzahl war. Diese Zusammenhänge waren aber nur sehr schwach ausgeprägt (rho= (-) 0,18, bzw. rho= (-) 0,08 (n= 13)).

Zudem hatten Patienten tendenziell umso höhere HSZ-Werte, je länger ihr IPS dauerte und je höher ihre L-Dopa-Dosis war, allerdings nicht signifikant und in sehr geringem Ausmaß (p= 0,6, rho= 0,12 bzw. p= 0,53, rho= 0,15).

Tabelle 3: Korrelationen in der Gruppe „IPS-Patienten":
„% HSZ"= Anteil der „frühen" HSZ an den Gesamtleukozyten; „Leukozytenzahl"= Leukozyten pro µl Vollblut; „Parkinsondauer"= Dauer des IPS; „L-Dopa-Dosis"= Dosis von L-Dopa inklusive dem Dosisäquivalent für Dopaminagonisten (vgl. (Oertel, W.H. et al., S. 23)). (für die Variable Geschlecht punktbiseriale Korrelation (mit männlich= 1, weiblich= 2); Angabe des Korrelationskoeffizienten nach Spearman; NS= nicht signifikant).

		Alter	Geschlecht	Leukozytenzahl (n= 13)	Parkinson-dauer	L-Dopa-Dosis
% HSZ	Korrelations-koeffizient	0,4	(-) 0,18	(-) 0,08	0,12	0,15
	p-Wert	0,07 (NS)	0,94 (NS)	0,8 (NS)	0,6 (NS)	0,53 (NS)

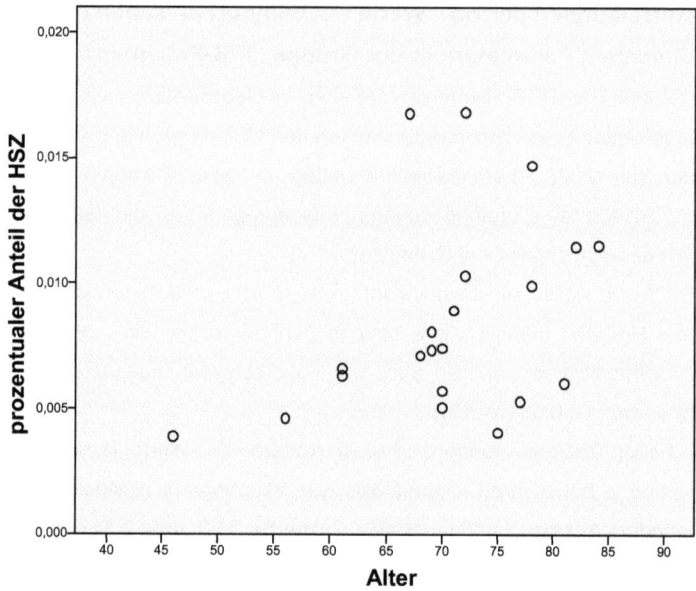

Abbildung 7: Punktdiagramm mit den Variablen Alter (in Jahren) und „prozentualer Anteil der HSZ" (= Anteil der „frühen" HSZ an den Gesamtleukozyten in Prozent) unter den IPS-Patienten. Es besteht kein Zusammenhang zwischen den beiden Variablen (rho= 0,4, p= 0,07).

3.3. Korrelationen der HSZ-Werte mit demographischen und klinischen Parametern in der Gruppe „Kontrollen" (n= 9)

Auch unter den Kontrollen konnte kein signifikanter Zusammenhang von HSZ-Werten und dem Alter der Probanden festgestellt werden (p= 0,55); zwar zeigte sich, dass die HSZ-Werte von jüngeren Kontrollen eher höher waren, allerdings war diese Beziehung nur gering ausgeprägt (rho= (-) 0,23).

Zudem konnte kein signifikanter Zusammenhang von HSZ-Werten und Geschlecht bzw. Leukozytenzahl der Kontrollen festgestellt werden (p= 0,42 bzw. p= 0,48). Es zeigte sich zwar, dass die weibliche Kontrollen und Kontrollen mit größerer Leukozytenzahl höhere HSZ-Werte hatten, allerdings nur in geringer Ausprägung (rho= 0,31 bzw. rho= 0,32 (n= 7)).

Tabelle 4: Korrelationen in der Gruppe „Kontrollen":
„% HSZ"= Anteil der „frühen" HSZ an den Gesamtleukozyten; „Leukozytenzahl"= Leukozyten pro µl Vollblut (für die Variable Geschlecht punktbiseriale Korrelation (mit männlich= 1, weiblich= 2); Angabe des Korrelationskoeffizienten nach Spearman; NS= nicht signifikant).

		Alter	Geschlecht	Leukozytenzahl (n= 7)
% HSZ	Korrelations-koeffizient	(-) 0,23	0,31	0,32
	p-Wert	0,55 (NS)	0,42 (NS)	0,48 (NS)

IV Diskussion

Mehrere Arbeiten der letzten Jahre lassen es möglich erscheinen, dass sich humane „frühe" hämatopoetische Stammzellen (HSZ) zur Etablierung von zellulären Parkinson-Modellen eignen (s. Einleitung). Voraussetzung hierfür ist, dass aus dem peripheren Blut des Spenders eine ausreichende Anzahl an HSZ gewonnen werden kann. Aufgrund von Erkenntnissen aus anderen Erkrankungen erschien es möglich, dass der Anteil von HSZ bei Patienten mit Parkinson-Syndrom in einem solchen Maße erhöht ist (nämlich auf 0,1 % der Gesamtleukozyten), dass die Bedingungen zur Etablierung eines zellulären Parkinson-Modells deutlich erleichtert wären. Übergeordnete Zielsetzung der vorgelegten Arbeit war somit die Überprüfung des Anteil von HSZ im peripheren Blut von IPS-Patienten. Dadurch wurde geklärt, ob IPS-Patienten als Spender von HSZ, die dann zur Etablierung eines zellulären Parkinson-Modells verwendet werden könnten, besonders geeignet sind.

1. Diskussion der Ergebnisse

1.1. Verteilung der HSZ-Werte

1.1.1. Verteilung der HSZ-Werte in der Gruppe „Kontrollen"

Der Median der HSZ-Werte unter den Kontrollen lag bei 0,00315 %, wobei von den neun HSZ-Werten fünf (etwa 56 %) innerhalb des Normbereichs lagen. Damit kann gemäß den im Abschnitt „Methoden" formulierten Vorgaben angenommen werden, dass sich die HSZ-Werte der Kontrollen innerhalb dieses Bereichs befanden.

Es muss aber, wie bereits in der Einleitung dargestellt, betont werden, dass der formulierte Normbereich keinesfalls als etabliert angesehen werden darf. Der Normbereich sollte als Richtwert für die Validität der eigenen Messungen dienen. Die wesentliche Aussage der oben gezeigten Ergebnisse ist somit, dass die durchgeführte durchflusszytometrische Analyse des HSZ-Anteils gemäß dem ISHAGE-Protokoll korrekt war.

1.1.2. Verteilung der HSZ-Werte in der Gruppe „IPS-Patienten"

In der Gruppe der IPS-Patienten lag der Median der HSZ-Werte bei 0,00737 % und war damit, als wesentliche Aussage der dargestellten Ergebnisse, etwa 2,3-fach so hoch wie derjenige der Kontrollen. Da der Median und mehr als die Hälfte aller HSZ-Werte (14 von 25, etwa 57 %) oberhalb des Normbereichs lagen, kann angenommen werden, dass die HSZ-Werte der IPS-Patienten über dem physiologischen Normbereich lagen.

Wie in der Einleitung ausgeführt, ist zur Vermeidung einer G-CSF-Stimulation ein Anteil von min. 0,1 % notwendig. Der Median der HSZ-Werte unter den IPS-Patienten war mit 0,00737 % von diesem Wert um mehr als den Faktor 13 entfernt. Der Maximalwert lag bei 0,01687 % und ist von 0,1 % etwa um den Faktor 6 entfernt.

Patienten mit monogenetischem Parkinson-Syndrom

Zusätzlich zu den 21 IPS-Patienten wurden im Rahmen der Messreihe auch die HSZ-Werte von drei Patienten mit monogenetischem Parkinson-Syndrom bestimmt. Unter den drei Patienten befanden sich zwei mit PARK8-Parkinson-Syndrom, ihre HSZ-Werte betrugen 0,0157 % und 0,0081 %, sowie ein Patient mit PARK2-Parkinson-Syndrom, sein HSZ-Wert betrug 0,0009 %. Da es sich bei diesen Messungen um Einzelbeobachtungen handelt und keine induktive statistische Analyse möglich ist, werden sie als Ergänzung im Diskussionsteil aufgeführt. Es ist festzuhalten, dass der HSZ-Wert des Patienten mit PARK2-Parkinson-Syndrom, also einer Mutation im Parkinson-Gen Parkin, mit 0,0009 % niedriger als der Minimalwert der Gesamtgruppe war (0,00125 %). Die HSZ-Werte der Patienten mit PARK8-Parkinsonismus, also einer Mutation des Parkinson-Gens LRRK2, waren mit 0,0157 % und 0,0081 % höher als der Median der IPS-Patienten (0,00737 %). Beide HSZ-Werte lagen aber unter dem Maximalwert (0,01687 %) der IPS-Patienten und damit ebenfalls deutlich entfernt vom unteren Grenzwert von 0,1 % zur Vermeidung einer G-CSF-Stimulation.

Es ergibt sich damit kein Hinweis auf einen (für die übergeordnete Fragestellung bedeutsamen) Unterschied der HSZ-Werte von Patienten mit PARK8- oder PARK2-Parkinsonismus im Vergleich zu IPS-Patienten. Auch gibt es nach Kenntnis des Autors aktuell keine publizierten Daten, die eine Abweichung der HSZ-Werte bei diesen (oder anderen monogenetischen Parkinson-Syndromen) wahrscheinlich erscheinen lassen.

1.1.3. Beurteilung

Die Analyse der Verteilung der HSZ-Werte unter den Kontrollen zeigte, dass die durchgeführte durchflusszytometrische Bestimmung der HSZ-Werte gemäß dem ISHAGE-Protokoll korrekt war. Die HSZ-Werte von IPS-Patienten lagen leicht über dem in der Einleitung formulierten Normbereich. Wesentlich ist der etwa 2,3-fach höhere Median der HSZ-Werte von IPS-Patienten im Vergleich zu den Kontrollen. Dennoch benötigen IPS-Patienten eine G-CSF-Stimulation, um eine ausreichende Zahl an HSZ zur Etablierung eines zellulären Parkinson-Modells zu gewinnen (dies gilt mit sehr hoher Wahrscheinlichkeit auch für Patienten mit einem PARK2- oder PARK8-Parkinson-Syndrom).

Die G-CSF-Gabe an Probanden zu Forschungszwecken sollte zwar vermieden werden, ist aber vertretbar (vgl. die Einleitung mit Ausführungen zum Nebenwirkungsprofil von G-CSF). Sollte sich in Zukunft zeigen, dass sich das Parkinsonmodell auf Basis von HSZ bewährt, müssten also auch IPS-Patienten (ebenso wie gesunde Probanden) eine G-CSF-Stimulation erhalten.

1.2. Diskussion des Gruppenvergleichs

Aufgrund der unterschiedlichen Alters- und Geschlechterstruktur der beiden Gruppen wurde zum Vergleich der HSZ-Werte eine Kovarianzanalyse durchgeführt.

1.2.1. Ergebnisse

Das berechnete Modell der Kovarianzanalyse war mit p= 0,007 hochsignifikant. Die Nullhypothese, es bestehe kein Einfluss der eingesetzten Variablen (Gruppenzugehörigkeit, Alter und Geschlecht) auf den HSZ-Wert, konnte damit zurückgewiesen werden. Der Einfluss der Gruppenzugehörigkeit auf die HSZ-Werte war signifikant (p= 0,047), während die Variablen Alter und Geschlecht keinen signifikanten Einfluss auf die HSZ-Werte hatten (p= 0,31 bzw. 0,97).

Damit konnte gezeigt werden, dass das Vorliegen eines IPS bei einem Probanden, im Gegensatz zu seinem Alter oder seinem Geschlecht, einen Einfluss auf die Höhe der HSZ-Werte hat. Der Median der HSZ-Werte von IPS-Patienten war etwa 2,3-fach so hoch wie derjenige der Kontrollen, was auf einem statistisch signifikanten Unterschied der HSZ-Werte in den beiden Gruppen beruhte. Es ist fraglich, wie dieser Unterschied zu bewerten ist.

1.2.2. Mögliche Analogien zu anderen Erkrankungen

Es gibt bisher nach Kenntnis des Autors keine veröffentlichten Daten zum Anteil von HSZ im Rahmen des Parkinson-Syndroms, anderer neurodegenerativer Erkrankungen oder neurologischer Erkrankungen im Allgemeinen. Von Bedeutung sind deswegen Erkenntnisse aus anderen Erkrankungen, bei denen Besonderheiten des HSZ-Anteils beobachtet wurden. Wesentlich sind dabei Arbeiten, die sich mit Stammzellen im peripheren Blut bei Patienten mit Z.n. akutem Myokardinfarkt (AMI) beschäftigen.

Erhöhter Anteil von zirkulierenden Stammzellen bei Patienten mit Z.n. akutem Myokardinfardt

Es wurde festgestellt, dass der Anteil an CD34-pos. Stammzellen im peripheren Blut bei Patienten mit Z.n. AMI erhöht ist (Shintani, Murohara et al. 2001). Das Interesse der kardiologischen Forschung richtet sich dabei vor allem auf physiologische Reparaturmechanismen und mögliche Zellersatztherapien, die mit diesen zirkulierenden Stammzellen in Verbindung gebracht werden (Orlic, Kajstura et al. 2001). Allerdings waren diese Zellen CD45-neg., d.h., sie können nicht als HSZ klassifiziert werden. Sie werden als „Epithelial Progenitor Cells" (EPC, engl. Abk. für Epithel-Vorläuferzellen) bezeichnet.

HSZ-Anteil bei Patienten mit Z.n. AMI

In der Arbeit von (Grundmann, Scheid et al. 2007) wurde erstmalig der Anteil von verschiedenen HSZ-Subtypen bei Patienten mit Z.n. AMI systematisch untersucht. Es wurde der Anteil von CD45/ CD34-pos. HSZ und CD45/ CD34/ CD133-pos. („frühen") HSZ bestimmt. Bei den Probanden handelte es sich um Patienten mit Z.n. AMI (Gruppe „AMI", n= 10 (8 Männer, 2 Frauen), mittleres Alter 59 +/- 5 Jahre) und um Patienten mit stabilen pektanginösen Beschwerden

(Gruppe „Kontrollen", n= 12 (10 Männer, 2 Frauen), mittleres Alter 66 +/- 2 Jahre). In der Gruppe „AMI" und in der Gruppe „Kontrollen" wurde direkt nach Auftreten des AMI ein Anteil von „frühen" HSZ in Höhe von 0,0045 bzw. 0,0078 % der Gesamtleukozyten gefunden. Dieser Anteil erhöhte sich in der Gruppe „AMI" am vierten Tag nach Auftreten des Ereignisses auf 0,016 %, also um das etwa 3,5-fache.

1.2.3. Beurteilung

In der vorgelegten Arbeit zeigte sich ein etwa 2,3-fach erhöhter Median der HSZ-Werte von IPS-Patienten im Vergleich zu den Kontrollen. Diese Erhöhung liegt in einem ähnlichen Bereich wie das Ergebnis der Arbeit von (Grundmann, Scheid et al. 2007) (3,5-fache Erhöhung der HSZ-Werte in der Gruppe „AMI" am vierten Tag nach Auftreten des Ereignisses (0,016 %) im Vergleich zu den initialen Werten (0,0045 %)).

Bei allen offensichtlichen Unterschieden zwischen den beiden Krankheitsentitäten erscheint es zulässig, nach Analogien der Ursachen für die ähnliche Ausprägung der HSZ-Werte in den beiden Patientengruppen zu suchen. Die erhöhten Werte von zirkulierenden Stammzellen bei Patienten mit Z.n. AMI werden durch ihre physiologische Funktion im Rahmen der Erkrankung erklärt; so ist bekannt, dass sie eine reparative Wirkung auf das Endothel besitzen (Urbich and Dimmeler 2004).

Sowohl das IPS als auch der Z.n. AMI sind Zustände, bei denen es im Rahmen der Erkrankung zu Zelluntergang kommt, was für den Organismus ein Signal zur Regeneration darstellt. Es erscheint möglich, dass bei bestimmten Zuständen der körperlichen Regeneration eine leichte Erhöhung des HSZ-Anteils im peripheren Blut auftritt.

Dabei gilt aber zu bedenken, dass es bisher, im Gegensatz zum Z.n. AMI, beim IPS keine Hinweise darauf gibt, dass HSZ eine funktionelle Bedeutung im Rahmen der Regeneration haben könnten. Eine solche Funktion der HSZ für das IPS oder das Parkinson-Syndrom im Allgemeinen erschließt sich auch nicht unmittelbar.

Die signifikante Erhöhung der HSZ-Werte bei IPS-Patienten im Vergleich zu den Kontrollen wurde durch eine Kovarianzanalyse festgestellt. Diese zeigte, dass die unterschiedlichen HSZ-Werte von dem Vorliegen eines IPS abhängig waren und die unterschiedliche Alters- und Geschlechterstruktur der beiden Gruppen keinen Einfluss auf die HSZ-Werte hatte. Durch das berechnete Modell konnten die unterschiedlichen HSZ-Werte aber nur zu 36 % erklärt werden (dieser Wert ergibt sich aus dem Bestimmtheitsmaß R^2). Es gab also jenseits vom Vorliegen eines IPS (und dem nicht maßgeblichen Alter und Geschlecht der Probanden) Faktoren, welche einen Einfluss auf die Ausprägung der HSZ-Werte hatten.

Bei der Interpretation der etwa 2,3-fach erhöhten HSZ-Werte von IPS-Patienten muss daher mit Zurückhaltung vorgegangen werden. Die Erhöhung stimmt in etwa mit derjenigen von Patienten mit Z.n. AMI überein. Zwar wurde ein Einfluss des IPS auf die erhöhten HSZ-Werte in der vorgelegten Arbeit nachgewiesen, es gibt aber momentan, im Gegensatz zum Z.n. AMI, kein Erklärungsmodell, welches eine Funktion der HSZ im Rahmen des IPS liefert. Die Erhöhung der HSZ-Werte bei IPS-Patienten hat zumindest zur Zeit keine klinische oder sonstige Relevanz und ihre Gründe bleiben fraglich.

1.3. Diskussion der Korrelationsprüfung

In der vorgelegten Arbeit wurde überprüft, ob eine Abhängigkeit der HSZ-Werte von verschiedenen, möglicherweise relevanten Parametern bestand. Bei der Auswahl der Parameter waren wiederum Erkenntnisse aus Arbeiten über Patienten mit Z.n. AMI nützlich.

1.3.1. Einflussfaktoren auf den HSZ-Anteil bei Patienten mit Z.n. AMI

Von den EPC als zirkulierende, CD34-pos. Stammzellen ist u.a. bekannt, dass sie einen negativen Zusammenhang mit dem Alter und der Anzahl an kardiovaskulären Risikofaktoren aufweisen (vgl. als Übersicht (Wojakowski and Tendera 2005)).

In der Arbeit von (Turan, Brehm et al. 2007) wurden Einflussfaktoren speziell für den Anteil von HSZ im peripheren Blut analysiert. Dabei wurde der Anteil von CD45/ CD34-pos. Zellen und CD45/ CD133-pos. Zellen durchflusszytometrisch bestimmt. Die in der vorgelegten Arbeit gewählte Klassifizierung der „frühen" HSZ als CD45/ CD34/ CD133-pos. Zellen wurde dabei nicht angewandt. Da aber, wie in der Einleitung ausgeführt, die „frühen" (= „doppelt positiven") HSZ als Schnittmenge der „einfach positiven" HSZ in einem ähnlichen Bereich wie diese liegen, sind die Ergebnisse der Arbeit vergleichbar.

Es wurde eine Korrelationsanalyse in der Gruppe der Patienten mit Z.n. AMI am ersten Tag nach Auftreten des Ereignisses durchgeführt (zu diesem Zeitpunkt unterschied sich der HSZ-Anteil der Patienten nicht von demjenigen der Kontrollen, und in beiden Gruppen wurde keine Korrelationsanalyse im weiteren Verlauf nach Auftreten des Ereignisses durchgeführt):

- Es bestand ein mäßig ausgeprägter negativer Zusammenhang zwischen dem HSZ-Wert und dem Alter (sowie der Anzahl an kardiovaskulären Risikofaktoren) der Probanden (für beide HSZ-Subtypen).
- Es bestand ein gering ausgeprägter, negativer Zusammenhang zwischen dem HSZ-Wert und der Leukozytenzahl sowie dem CRP-Wert (allerdings nur bei CD45/ CD34-pos. HSZ, nicht bei CD45/ CD133-pos. HSZ).

(alle aufgeführten Ergebnisse ausführlich bei (Turan, Brehm et al. 2007).

Als Zusammenfassung der Erkenntnisse über Einflussfaktoren auf HSZ (bzw. zirkulierende, CD34-pos. Stammzellen) bei Patienten mit Z.n. AMI lässt sich festhalten, dass es einen mäßig ausgeprägten negativen Zusammenhang von HSZ-Wert und Alter sowie einen fraglichen geringen Zusammenhang von HSZ-Wert und Entzündungsparametern gibt.

Dabei hat sich für die genannten Zusammenhänge zwischen Alter, Anzahl an kardiovaskulären Risikofaktoren und HSZ-Werten der Probanden ein Erklärungsmodell etabliert. So sind das Alter und die kardiovaskulären Risikofaktoren insofern miteinander verbunden, als dass mit dem Alter die Anzahl der Risikofaktoren steigt (und das Alter selbst einen wesentlichen Risikofaktor darstellt). Weiterhin ist bekannt, dass mit zunehmendem Alter die Endothelfunktion abnimmt und vermehrt Endothelläsionen auftreten (Rauscher, Goldschmidt-Clermont et al. 2003). Aufgrund der vermehrten Läsionen mit konsekutiver Stammzellmobilisierung kommt es zu einer allmählichen Erschöpfung des „Stammzell-Reservoirs" (Hill, Zalos et al. 2003), so dass bei älteren Patienten der physiologische HSZ-Anteil geringer ist als bei jüngeren Personen.

1.3.2. Ergebnisse der Korrelationsanalyse

In der Gesamtgruppe (n= 30) wurden die Eigenschaften Alter, Geschlecht und Leukozytenzahl erhoben. Die Leukozytenzahl konnte nur von 20 der 30 Probanden (13 IPS-Patienten und sieben Kontrollen) erhoben werden.

In der Gesamtgruppe bestand ein mittelgradig ausgeprägter, positiver Zusammenhang zwischen dem Alter der Probanden und den HSZ-Werten (Korrelationskoeffizient rho= 0,55, p= 0,002). Aufgrund der unterschiedlichen Altersstruktur der beiden Gruppen (und dem in der vorgelegten Arbeit nachgewiesenen Einfluss der Gruppenzugehörigkeit, also dem Vorliegen eines IPS oder nicht, auf die Ausprägung der HSZ-Werte), wurde dieser Zusammenhang auch in beiden Subgruppen getrennt untersucht. Dabei konnte weder unter den IPS-Patienten noch unter den Kontrollen ein signifikanter Zusammenhang nachgewiesen werden. Ebenso konnte weder bezüglich des Geschlechts der Probanden noch ihrer Leukozytenzahl ein signifikanter Zusammenhang mit den HSZ-Werten festgestellt werden. Zudem waren die berechneten Korrelationskoeffizienten gering ausgeprägt (rho= (-) 0,21 bzw. rho= 0,09).

Unter den IPS-Patienten konnte weder für die Dauer des IPS noch für die L-Dopa-Dosis einen signifikanter Zusammenhang mit den HSZ-Werten festgestellt werden auf. Die berechneten Korrelationskoeffizienten waren minimal ausgeprägt (rho= 0,12 bzw. rho= 0,15).

1.3.3. Beurteilung

Der in der Gesamtgruppe vorhandene Zusammenhang zwischen den HSZ-Werten der Probanden und ihrem Alter, war (separat geprüft) weder unter den IPS-Patienten noch unter den Kontrollen zu finden. Damit lässt sich festhalten, dass der festgestellte Zusammenhang in der Gesamtgruppe auf den unterschiedlichen Altersaufbau der beiden Gruppen zurückzuführen war.

Dieses Ergebnis stimmt nicht mit der Arbeit von (Turan, Brehm et al. 2007) über Patienten mit Z.n. AMI überein, die einen mittelgradig ausgeprägten negativen Zusammenhang zwischen dem Alter und den HSZ-Werten der Patienten zeigte. Dabei muss man jedoch, wie oben dargestellt, berücksichtigen, dass Analogien zwischen den beiden Krankheitsentitäten möglich erscheinen, insbesondere aber die physiologische Funktion der HSZ im Rahmen des IPS fraglich bleibt.

In der Arbeit von (Grundmann, Scheid et al. 2007) wurde zudem in einer Gruppe von jungen Kontrollen (n= 7 (3 Männer, 4 Frauen), mittleres Alter 26 +/- 2 Jahre) ein Anteil von „frühen" HSZ in Höhe von 0,0214 % gefunden (in der vorgelegten Arbeit lag unter den Kontrollen (mit einem medianen Alter von 41 Jahren) der Median der HSZ-Werte bei 0,00315 %). Diese sehr hohen HSZ-Werte bei jungen gesunden Probanden konnten in der vorgelegten Arbeit nicht bestätigt werden. Unter den Kontrollen befanden sich zwei Probanden im Alter von 20 bzw. 23 Jahren mit HSZ-Werten von 0,0033 % bzw. 0,0052 %, so dass eine Tendenz zu deutlich erhöhten HSZ-Werten bei jungen Kontrollen zumindest nicht offensichtlich ist.

In der vorgelegten Arbeit bestand kein Zusammenhang zwischen der Leukozytenzahl und den HSZ-Werten der Probanden. Dies entspricht in etwa den Ergebnissen der Arbeiten über Patienten mit Z.n. AMI, bei denen nur in einer Subgruppe der HSZ ein (schwach ausgeprägter) Zusammenhang von Entzündungsparametern und HSZ-Werten gefunden werden konnte.

Abschließend lässt sich festhalten, dass für die in der vorgelegten Arbeit überprüften Probandeneigenschaften Alter, Geschlecht, Leukozytenzahl, Parkinsondauer und L-Dopa-Dosis kein signifikanter Einfluss auf die Ausprägung der HSZ-Werte gezeigt werden konnte. Auf welchen weiteren Faktoren (neben dem Vorliegen eines IPS), die gemäß dem Ergebnis der Kovarianzanalyse vorhanden gewesen sein müssen, die Ausprägung der HSZ-Werte beruhte, ist unklar. Damit bleibt auch die Frage unbeantwortet, ob und gegebenenfalls welche spezifischen Charakteristika des IPS für die Erhöhung der HSZ-Werte unter den IPS-Patienten verantwortlich waren.

2. Ausblick

2.1. Ausprägung der HSZ-Werte bei anderen Parkinson-Syndromen

Im Rahmen der durchgeführten Messreihe wurden auch die HSZ-Werte von drei Patienten mit monogenetischem Parkinson-Syndrom bestimmt. Die zwei Patienten mit einer Mutation im Parkinson-Gen LRRK2 hatten HSZ-Werte von

0,0157 % und 0,0081 %, womit beide Werte über dem Median der HSZ-Werte unter den IPS-Patienten (0,00737 %) lagen. Auch wenn sich daraus ein Anhalt dafür ergibt, dass Patienten mit LRRK2-Mutation höhere HSZ-Werte als IPS-Patienten haben könnten, bleibt fraglich, ob eine induktiv-statistisch verwertbare Überprüfung der HSZ-Werte bei solchen Patienten sinnvoll ist. Vorrangiges Ziel hierbei wäre, ebenso wie in der vorgelegten Arbeit, die Überprüfung der besonderen Eignung als HSZ-Spender. Da beide HSZ-Werte aber unter dem Maximalwert der IPS-Patienten (0,01687 %) lagen, gibt es keinen Anhalt dafür, dass bei Patienten mit LRRK2-Mutation die HSZ-Werte in einem solchen Maße erhöht sein könnten (nämlich auf > 0,1 %), dass eine G-CSF-Stimulation vermeidbar wäre. Auch gibt es in der Literatur keinen Hinweis darauf, dass im Falle einer LRRK2-Mutation oder einer anderen Form des Parkinson-Syndroms die Ausprägung der HSZ-Werte verändert sein könnte.

In der vorgelegten Arbeit konnte gezeigt werden, dass IPS-Patienten als mögliche HSZ-Spender ebenso wie andere Personen eine G-CSF-Stimulation benötigen. Das gleiche Ergebnis ist aus momentaner Sicht für alle anderen Formen des Parkinson-Syndroms sehr wahrscheinlich, so dass Untersuchungen diesbezüglich nicht vielversprechend erscheinen.

2.2. Einflussfaktoren auf die erhöhten HSZ-Werte bei IPS-Patienten

Unter den IPS-Patienten konnte für die Dauer des IPS und die L-Dopa-Dosis (als parkinsonspezifische Eigenschaften) kein Einfluss auf die Ausprägung der HSZ-Werte nachgewiesen werden. Eine weitergehende Untersuchung der höheren HSZ-Werte bei IPS-Patienten durch Studien mit größeren Fallzahlen oder die Überprüfung weiterer (parkinsonspezifischer und sonstiger) Einflussfaktoren auf die Ausprägung der HSZ-Werte ist zu diskutieren. Es muss aber bedacht werden, dass momentan kein klinischer oder sonstiger Nutzen der festgestellten Erhöhung der HSZ-Werte bei IPS-Patienten offensichtlich ist.

2.3. Entwicklung des Gesamtprojekts

Ob die eigentliche Relevanz der in der vorgelegten Arbeit überprüften Frage zukünftig bestehen bleibt oder sich vergrößert, hängt davon ab, inwieweit es gelingt, die ersten gewonnenen Erkenntnisse hinsichtlich des

Transdifferenzierungspotentials von HSZ in Neuronen-ähnliche Zellen mit dopaminergen Eigenschaften zu bestätigen und auf dieser Basis ein zelluläres Parkinson-Modell zu etablieren. Aufgrund der Ergebnisse der vorgelegten Arbeit müssen nach heutigem Kenntnisstand aber auch IPS-Patienten, um als HSZ-Spender zu fungieren, vorher eine G-CSF-Stimulation erhalten.

Teil 2: Verwendung von Leukozyten zur Erforschung der LRRK2-Funktion

I Einleitung

1. LRRK2 als wichtiges „Parkinson-Gen"

Seit etwa zehn Jahren wird eine wachsende Zahl an Genen entdeckt, von denen Mutationen bekannt sind, die hereditäre Parkinsonsyndrome verursachen (vgl. Allgemeiner Teil, Einleitung). Im Jahr 2004 wurden erstmalig Mutationen im Gen LRRK2 („leucine rich repeat kinase 2") beschrieben (Zimprich, Biskup et al. 2004) (Paisan-Ruiz, Jain et al. 2004). Das dadurch verursachte Parkinson-Syndrom wird entsprechend der Nomenklatur als PARK8-Parkinson-Syndrom bezeichnet, sein Erbgang ist autosomal-dominant (vgl. OMIM # 609007). Der Genlokus war 2002 in Japan entdeckt worden (Funayama, Hasegawa et al. 2002).

1.1. LRRK2-Mutationen

Mittlerweile sind mehr als 50 kodierende Varianten von LRRK2 beschrieben worden, von denen zur Zeit fünf als (sicher pathogene) Mutationen angesehen werden (R1441C, R1441G, Y1699C, G2019S, I2020T) (Giasson and Van Deerlin 2008) (Biskup and West 2008). Es ist anerkannt, dass LRRK2-Mutationen der häufigste Grund für familiäre Parkinson-Syndrome sind (Gasser 2007). Die Untersuchung einer deutschen Population ergab, dass LRRK2-Mutationen für etwa 13 % aller autosomal-dominant vererbten familiären Parkinson-Syndrome verantwortlich waren (Berg, Schweitzer et al. 2005).

Die häufigste Mutation ist die Mutation G2019S im Exon 41, welches sich in der Kinase-Domäne von LRRK2 befindet (s.u.). Es handelt sich also um eine „missense"-Mutation, durch welche die bei der Wildtyp-Proteinsequenz an Position 2019 vorhandene Aminosäure Glycin durch Serin ersetzt wird. Diese Mutation ist für bis zu 4 % aller hereditären Parkinson-Syndrome verantwortlich und wurde bei Familien unterschiedlicher ethnischer Herkunft gefunden. Sie wurde aber auch bei etwa 1 % aller Patienten mit einem sporadischem

Parkinson-Syndrom entdeckt (Healy, Falchi et al. 2008). In bestimmten genetisch isolierten Populationen wie nordafrikanischen Berberstämmen oder Ashkenasi-Juden wurden LRRK2-Mutationen in bis zu 40 % aller Patienten mit sporadischem Parkinson-Syndrom gefunden (Ozelius, Senthil et al. 2006) (Lesage, Durr et al. 2006). Von einem sporadischen Parkinson-Syndrom bei bekannter LRRK2-Mutation eines Patienten wird dann gesprochen, wenn seine Familieanamnese negativ ist, also in der Familie des Betroffenen keine weiteren Fälle eines Parkinson-Syndroms gefunden werden. (Die z.T. übliche synonyme Verwendung der Begriffe IPS und sporadisches Parkinson-Syndrom muss damit als obsolet betrachtet werden.)

Dabei gilt allgemein zu berücksichtigen, dass die Unterscheidung von PARK8-Parkinson-Syndrom und IPS ohne Gensequenzierung nicht möglich ist, was durch ihre große Ähnlichkeit sowohl in klinischer als auch histopathologischer Hinsicht bedingt ist (s.u.).

1.2. Eigenschaften von LRRK2

1.2.1. Eigenschaften des Gens/Proteins

Das Gen LRRK2 befindet sich auf Chromosom 12p11.2-q13.1 und erstreckt sich über 144 kb (Zimprich, Biskup et al. 2004). Es besteht aus 51 Exons. Das kodierte Protein besteht aus 2527 Aminosäuren mit einem Molekulargewicht von etwa 280 kD und wird ebenfalls LRRK2 genannt. Es wird zusammen mit dem verwandten Protein LRRK1 der kürzlich definierten Familie der Roco-Proteine zugerechnet (Bosgraaf and Van Haastert 2003).

LRRK2 umfasst fünf Domänen: Eine davon ist die Kinase-Domäne, welche Ähnlichkeiten mit der Familie der sog. MAPKKK („mitogen activated kinase kinase kinase")- Proteinkinasen besitzt. Für die MAPKKK wird eine Funktion in apoptotischen Signalkaskaden postuliert (Gallo and Johnson 2002). Weiterhin enthält LRRK2 eine Roc („Ras of complex")-Domäne, welche eine GTPase enthält, eine Cor-Domäne („C-terminal of Roc"), eine LRR („leucine rich repeat")-Domäne sowie eine Domäne mit WD40-Repetitionen (vgl. Abb. 9). Die Roco-Proteine LRRK2 und LRRK1 gehören zu den größten beschriebenen

Kinasen und sind die einzigen bisher bekannten Proteine, die sowohl eine Kinase-Domäne als auch eine GTPase-Domäne beinhalten.

LRRK2 ist hauptsächlich im Zytosol lokalisiert und hat zum Teil Kontakt mit verschiedenen Membranen, etwa der äußeren Mitochondrien-Membran.

Es gibt bisher wenig Erkenntnisse zur physiologischen Funktion dieses Proteinkomplexes. Obwohl es sich bei LRRK2 um ein großes und komplex aufgebautes Protein handelt, ist es evolutionär stark konserviert, d.h. man findet es bei einer Vielzahl von Spezies. Dieser Befund deutet auf eine wichtige physiologische Funktion hin (Miklossy, Arai et al. 2006).

Es gibt Hinweise darauf, dass Mutationen mit einer erhöhten, toxisch wirkenden Kinase-Aktivität einhergehen (West, Moore et al. 2007), also eine „gain of function"-Mutation darstellen. Diese Erkenntnis eröffnet verschiedene therapeutische Optionen. So erscheint es möglich, dass eine Inhibierung der Kinase-Aktivität Einfluss auf den Krankheitsverlauf haben könnte (Greggio, Jain et al. 2006).

Die Expression von LRRK2 konnte in vielen humanen Geweben bzw. Organen nachgewiesen werden, so in zahlreichen zerebralen Strukturen, etwa dem nigrostriatalen System, aber auch in vielen extrazerebralen Organen, z.B. in Herz-, Lungen oder Nierengewebe (Zimprich, Biskup et al. 2004) (Biskup, Moore et al. 2007) (Higashi, Biskup et al. 2007).

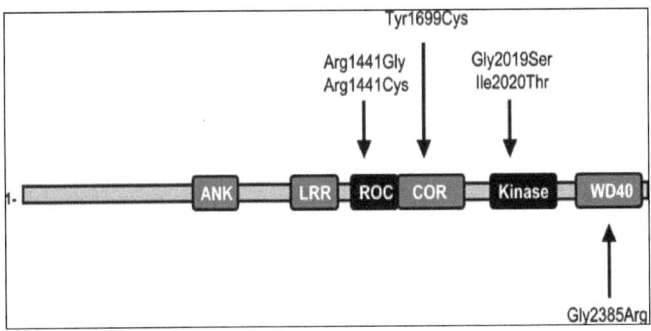

Abbildung 8: Schematische Darstellung von LRRK2 aus (Bonifati 2007): Sie zeigt die fünf LRRK2-Domänen, die fünf bisher als pathogen anerkannten Mutationen mit ihrer Lokalisation, sowie den Polymorphismus G2385R, der als Risikofaktor für die Entstehung eines Parkinson-Syndroms identifiziert wurde.

1.2.2. Klinische und histologische Charakteristika des PARK8-Parkinson-Syndroms

Bezüglich der klinischen Symptomatik ist das PARK8-Parkinson-Syndrom nicht vom IPS zu unterscheiden. Dies gilt auch für das durchschnittliche Erkrankungsalter, welches um das 58. Lebensjahr liegt (beim IPS liegt es um das 55. Lebensjahr).

Der klinische Verlauf ist ähnlich demjenigen des IPS, mit einem geringfügig günstigeren Verlauf im Falle einer G2019S-Mutation (Healy, Falchi et al. 2008).

Der histopathologische Befund bei Patienten mit PARK8-Parkinson-Syndrom entspricht in den meisten bisher untersuchten Fällen der klassischen nigrostriatalen Lewy-Körperchen/-Neuriten-Pathologie (ohne dass LRRK2 selbst einen Bestandteil der Lewy-Körperchen darstellt) (Ross, Toft et al. 2006). Es wurden aber auch Fälle beschrieben, die der diffusen Lewy-Körperchen-Krankheit entsprechen, sowie Tauopathien (wie z.B. im Rahmen der PSP) und nigrostriatale Degeneration ohne spezifische histopathologische Zelleinschlüsse (Giasson, Covy et al. 2006).

1.2.3. Grundlegende Rolle von LRRK2 bei der Entstehung des Parkinson-Syndroms

Neben den oben beschriebenen krankheitsauslösenden LRRK2-Mutationen sind für das Gen LRRK2 eine Vielzahl von Polymorphismen bekannt. Von Polymorphismus wird dann gesprochen, wenn eine Genvariante (also ein Allel mit einer unterschiedlichen Nukleotid-Sequenz als der Wild-Typ) in mehr als 1 % der Bevölkerung vorkommt. Polymorphismen spielen bei multifaktoriellen Erkrankungen, als welche nach heutigem Kenntnisstand IPS angesehen wird, eine wichtige Rolle. Es wurde für eine Vielzahl von „single nucleotide polymorphisms" (SNP, engl. Abk. für Einzelnukleotid-Polymorphismus) im LRRK2-Gen untersucht, ob sie einen Einfluss auf die Prävalenz des Parkinson-Syndroms haben. Bei der Untersuchung einer deutschen Population konnte kein Einfluss nachgewiesen werden (Biskup, Mueller et al. 2005). Dagegen konnten in chinesischen Populationen zwei LRRK2-Poymorphismen, nämlich G2385R und R1628P, als Risikofaktoren für das Auftreten eines Parkinson-Syndroms identifiziert werden (Tan, Zhao et al. 2007) (Ross, Wu et al. 2008).

Aufgrund mehrerer Besonderheiten des PARK8-Parkinson-Syndroms erscheint es möglich, dass LRRK2 auch bei der Entstehung des IPS von Bedeutung ist:
- Die beschriebenen variablen, pathologischen Befunde geben Hinweise darauf, dass LRRK2 eine wichtige Funktion im Rahmen einer intrazellulären Signalkaskade hat, die für mehrere histopathologische Entitäten (und neurodegenerative Erkrankungen im übergeordneten Sinne) verantwortlich ist.
- Die klinische Ähnlichkeit des PARK8-Parkinson-Syndroms zum IPS betrifft sowohl das durchschnittliche Erkrankungsalter wie auch den klinischen Phänotyp.
- Die Identifizierung von LRRK2-Polymorhismen als Risikofaktor für das Auftreten eines Parkinson-Syndroms gibt Hinweise auf die bedeutende Rolle, die LRRK auch im Falle einer nicht pathogenen Genvariante bei der Genese des Parkinson-Syndroms spielt.

(als Übersicht hierzu vgl. (Gasser 2007))

2. Substrate der LRRK2-Forschung

2.1. LRRK2-basierte „in vivo"-Modelle

Zur Zeit beschäftigen sich mehrere Arbeitsgruppen mit Nager-Modellen, die etwa auf der Überexpression von humanem LRRK2 (Wildtyp oder Mutation) oder auf LRRK2-Knockout basieren. Erkenntnisse aus den verschiedenen Modellen wurden bisher noch nicht veröffentlicht.

Ein wichtiges LRRK2-„in vivo"-Modell ist das Drosophila- Model von (Liu, Wang et al. 2008), das auf Überexpression von humanem LRRK2 beruht. Dabei zeigte sich sowohl beim Wildtyp- als auch beim G2019S-Modell ein klinischer Phänotyp mit lokomotorischer Dysfunktion und einem selektiven Untergang von dopaminergen (Tyrosinhydroxylase-positiven) Neuronen, wobei der Phänotyp im Mutationsmodell, bei gleichem Expressionsniveau, stärker ausgeprägt war.

Ein Nematoden-(C. elegans)-Modell, bei dem das lrk-1-Gen, welches Ähnlichkeiten zum Säuger-LRRK2/LRRK1-Gen besitzt, ausgeschaltet wurde, legt eine Funktion des Proteins im Vesikeltransport im Bereich der präsynaptischen Membran nahe (Sakaguchi-Nakashima, Meir et al. 2007).

2.2. Zellkulturen

Zur Erforschung der LRRK2-Funktion in Zellkultur werden zur Zeit v.a. Zelllinien verwendet, etwa SH-SY5Y-Zellen (als humane Tumorzelllinie, z.B. bei (Smith, Pei et al. 2005). SH-SY5Y-Zellen bieten den Vorteil, einzelne Charakteristika dopaminerger Neurone aufzuweisen. Allerdings ist die endogene LRRK2-Expression in den SH-SY5Y-Zellen gering, so dass für Experimente in Zellkultur eine Transfektion notwendig ist. Grundsätzlich wäre aber die Untersuchung der endogenen LRRK2-Expression vorzuziehen, da eine Transfektion verfälschende Effekte haben kann.

Aus einer humanen Zelllinie ohne neuronale Eigenschaften entstammen HEK-293-Zellen, etwa bei (Jaleel, Nichols et al. 2007). Weil diese (im Gegensatz zu den meisten anderen verwendeten Zellen) stabil transfiziert werden, gelten sie als weniger störanfällig für Transfektionsartefakte. In anderen Arbeiten wurden humane neuronale Zelllinien (Astrozyten, Oligodendrozyten und Mikroglia) benutzt (Miklossy, Arai et al. 2006), oder es wurden Zellkulturen aus primären kortikalen Neuronen von Mäusen etabliert (West, Moore et al. 2007) (MacLeod, Dowman et al. 2006).

Im Laufe der weiteren Erforschung der LRRK2-Funktion ist es wichtig, zusätzliche humane Zellen zur Verfügung zu haben, die für entsprechende Experimente in Zellkultur geeignet sind. Dabei bieten Zellen, die ausreichend endogenes LRRK2 exprimieren und nicht aus einer Zelllinie, sondern direkt von Probanden stammen (und somit als „ex vivo"- Modell genutzt werden können), verschiedene Vorteile. So fehlt durch die Verwendung von humanen Zellen die Unsicherheit, inwieweit die gewonnenen Erkenntnisse auf den Menschen übertragbar sind. Durch Experimente mit humanem endogenen LRRK2 ist sichergestellt, dass das Protein LRRK2 seine physiologische Funktion in humanen Zellen ausübt, ohne Überlagerungen aufgrund einer Transfektion. Außerdem können Zellen von Probanden mit besonderen Charakteristika ausgewählt werden, etwa Probanden mit IPS oder einer LRRK2-Mutation. Da es zur Erforschung der LRRK2-Funktion zumindest zu Beginn nicht zwingend notwendig ist, dass es sich bei den verwendeten Zellen um neuronale Zellen mit dopaminergen Eigenschaften handelt, können auch andere Zellen als solche neuronalen Ursprungs verwendet werden. Diese Ansicht wird maßgeblich dadurch unterstützt, dass LRRK2-Expression in einer Vielzahl extrazerebraler Organe nachgewiesen werden konnte, so dass es auch dort eine physiologische Funktion erfüllen muss. Bei der Verwendung von Zellen ohne neuronale Eigenschaften würde es sich nicht um ein Parkinson-Modell im engeren Sinn handeln (s. allgemeine Einleitung), sondern um eine, auf einem geeigneten humanen Substrat beruhende, Zellkultur zur Erforschung der LRRK2-Funktion. Aus praktischen Gründen sollten diese Zellen möglichst einfach zu beschaffen sein.

2.3. Eignung von Leukozyten zur Erforschung von LRRK2 in Zellkultur

Entsprechend den oben dargestellten Anforderungen kommen hierfür Leukozyten in Frage. Von diesen eignen sich zur Etablierung einer Zellkultur grundsätzlich Monozyten und Lymphozyten. Es ist bereits bekannt, dass Leukozyten als Gesamtpopulation Wildtyp-LRRK2 exprimieren (White, Toft et al. 2007). Außerdem zeigen verschiedene Arbeiten, dass LRRK2 in Leukozyten auch auf Proteinebene mittels Western-Blot-Technik nachweisbar ist (Melrose, Kent et al. 2007).

Es ist möglich, dass sich bestimmte Leukozyten aufgrund einer hohen LRRK2-Expression besonders zur Erforschung von LRRK2 in Zellkultur eignen.

2.4. Einflussfaktoren

Zum Zeitpunkt der Durchführung der Experimente waren nach Kenntnis des Autors keine Einflussfaktoren auf die LRRK2-Expression in humanen Leukozyten (oder anderen Zelltypen bzw. Organen) bekannt. Ebenso wenig gab es Erkenntnisse, die nahe legten, dass die Expression von LRRK2 in Leukozyten bei Patienten mit IPS oder im Falle einer LRRK2-Mutation verändert sein könnte. Es erschien damit zunächst nicht entscheidend, ob die Zellen von Patienten mit Parkinson-Syndrom oder von gesunden Kontrollen stammen.

3. Zielsetzung der Arbeit

In der vorgelegten Arbeit wurde die Expression von Wildtyp-LRRK2 auf mRNA-Ebene in verschiedenen Typen von Leukozyten bestimmt, um festzustellen, ob sie sich in der Expression von LRRK2 unterscheiden. Für eine Zellkultur zur Erforschung der LRRK2-Funktion würde sich dann derjenige Zelltyp mit einer im Vergleich zu den anderen Zelltypen höheren Expression besonders eignen.

Hierfür wurden aus dem Vollblut von 15 Probanden jeweils vier Gruppen von Zelltypen (= Zellfraktionen) isoliert, nämlich die T-Zell-Klassen T-Helferzellen (= CD4-Zellen) und zytotoxische T-Zellen (= CD8-Zellen), Monozyten (= CD14-Zellen) und B-Zellen (= CD19-Zellen).

3.1. Deskriptive Analyse der LRRK2-Expression in den einzelnen Zellfraktionen

Für die einzelnen Zellfraktionen jedes Probanden wurde die LRRK2-mRNA-Expression quantifiziert. Es wurden die Lagemaße der LRRK2-Expression in den einzelnen Zellfraktionen der Gesamtgruppe dargestellt.

3.1.1. Voruntersuchung: Gruppenvergleich

Wie oben ausgeführt gab es keinen Hinweis darauf, dass die LRRK2-Expression in Blutzellen bei Patienten mit IPS und bei gesunden Kontrollen unterschiedlich sein könnte. Um sicherzustellen, dass eine deskriptive Analyse der LRRK2-Expression in der Gesamtgruppe gerechtfertigt war, wurde zuvor die LRRK2-Expression in den verschiedenen Zellfraktionen von IPS-Patienten (n= 10) und Kontrollen (n= 5) miteinander verglichen.

3.2. Vergleich der LRRK2-Expression in den einzelnen Zellfraktionen

Es wurde analysiert, ob sich in der Gesamtgruppe (n= 15) die vier Zellfraktionen hinsichtlich der LRRK2-Expression unterschieden. Die Zellfraktion mit der relativ höchsten LRRK2-Expression wäre dann besonders geeignet zur Erforschung der LRRK2-Funktion auf Basis einer Zellkultur.

3.3. Bestimmung des Zusammenhangs zwischen der LRRK2-Expression und anderen Faktoren

Zum Zeitpunkt der Durchführung der Experimente waren keine Einflussfaktoren auf die LRRK2-Expression in humanen Leukozyten (oder anderen Zelltypen bzw. Organen) bekannt. In der vorgelegten Arbeit wurde zusätzlich untersucht, ob ein Zusammenhang der LRRK2-Expression mit dem Alter oder Geschlecht (als fundamentale Probandencharakteristika) bestand. Ein Teil der Patienten litt unter einem IPS. Aufgrund der vermuteten, wichtigen Bedeutung von LRRK2 im Rahmen der Ätiopathogenese des IPS wurde überprüft, ob das Vorliegen eines IPS einen Einfluss auf die LRRK2-Expression hatte.

II Methoden und Materialien

Die Herstellernamen wesentlicher verwendeter Materialien befinden sich direkt hinter den im Methodenteil aufgeführten Materialien in Klammer. Alle Materialien, die im Methodenteil nicht näher bezeichnet sind, sind im Abschnitt „Materialien" aufgeführt.

1. Methoden

1.1. Projektplanung

Entsprechend der in der Einleitung formulierten Zielsetzung, wurden insgesamt 15 Probanden ausgewählt, darunter zehn IPS-Patienten und fünf Kontrollen. Bei allen Patienten war das IPS ärztlich diagnostiziert. Die zusätzlich zu den Ergebnissen der Experimente erhobenen Probanden-Eigenschaften wurden durch Patienten-Interviews oder aus den Patienten-Unterlagen in Erfahrung gebracht. Alle Probanden bekundeten durch schriftliches Einverständnis entsprechend den Vorgaben der Ethikkommission der Universität Tübingen ihre Bereitschaft zur Studienteilnahme.

1.1.1. Ausschlusskriterien

Ausschlusskriterium für alle Probanden war das Vorliegen anderer Parkinsonformen als das IPS und anderer neurodegenerativer Erkrankungen. Ansonsten bestanden keine weiteren Ausschlusskriterien.

1.1.2. Demographische und klinische Charakteristika der Gruppe

Tabelle 5: Demographische und klinische Charakteristika aller Probanden.

	Probanden (n= 15)
Alter (in Jahren) (Median, Interquartilsbereich, Min./ Max.)	68 66-71 52/ 83
Geschlecht (männlich/ weiblich)	10/ 5
Proband mit IPS (ja/ nein)	10/ 5

Tabelle 6: Demographische und klinische Charakteristika der Probanden, aufgeteilt nach IPS-Patienten und Kontrollen. „Parkinsondauer" meint die Dauer des IPS zum Zeitpunkt der Blutentnahme. „L-Dopa-Dosis" umfasst die Dosis L-Dopa zum Zeitpunkt der Blutentnahme inklusive dem Dosisäquivalent für Dopaminagonisten (vgl. (Oertel et al., 2005, S. 23)). Die Gruppenvergleiche erfolgten mittels Mann-Whitney-Test und Fisher-Exakt-Test.

	IPS-Patienten (n= 10)	Kontrollen (n= 5)	p-Wert
Alter (in Jahren) (Median, Interquartilsbereich, Min./ Max.)	68 60-75,5 52/ 81	68 66-73,25 56/ 83	NS (0,77)
Geschlecht (männlich / weiblich)	6/ 4	4/ 1	NS (0,6)
Parkinsondauer (in Jahren) (Median, Interquartilsbereich, Min./ Max.)	9 3,5-26 2/ 42		
L-Dopa-Dosis (in mg) (Median, Interquartilsbereich, Min./ Max.)	550 287,5- 950 75/ 1750		

1.1.3. Voruntersuchung

Vor Beginn des Projekts war anhand von entsprechenden humanen Zelllinien überprüft worden, ob in den vier zu untersuchenden Zelltypen (also CD4-Zellen, CD8-Zellen, CD14-Zellen und CD19-Zellen) LRRK2-mRNA mittels RT-PCR nachweisbar exprimiert wird. Dies war für alle vier Zelltypen der Fall.

1.2. Isolierung der einzelnen Fraktionen von Blutzellen

Den Patienten wurden vier EDTA- Röhrchen (à 9 ml) Vollblut aus der Vene abgenommen. Alle Probandenproben wurden dunkel und bei 4°C gelagert, aufbereitet und spätestens sechs Stunden nach Entnahme durchflusszytometrisch bearbeitet. Die komplette Aufbereitung der Zellen zur Zellsortierung erfolgte auf Eis.

1.2.1. Isolierung der mononukleären Blutzellen

Die Fraktionierung des humanen Bluts erfolgte durch die Ficoll-Metrizoat-Dichtezentrifugation. Dazu wurden die EDTA-Blutprobe des Patienten mit PBS im Verhältnis 1:1 verdünnt und jeweils 30 ml verdünnte Blutprobe auf zwei Falcon-Röhrchen verteilt. Diese Ansätze wurden vorsichtig mit je 10 ml Lymphozyten-Separationsmedium unterschichtet und 20 Minuten bei 2000 U/min ohne Bremsfunktion zentrifugiert.

Das Prinzip der Dichtezentrifugation besteht darin, dass die durch das (im Lymphozyten-Separationsmedium enthaltene) Ficoll agglutinierten Erythrozyten zusammen mit den polymorphkernigen Granulozyten aufgrund ihrer höheren Dichte schneller sedimentieren, während sich mononukleäre Zellen (v.a. Lymphozyten, Monozyten) während der isopyknischen Zentrifugation als milchige Interphase zwischen Plasma und Medium anreichern. Diese kann dann vorsichtig abpipettiert werden.

Die gewonnene mononukleäre Fraktion wurde anschließend noch zweimal mit 50 ml PBS (1500 U/min, 8 Minuten) gewaschen, um die (zytotoxischen) Ficoll-Reste und Thrombozyten zu entfernen. Das Zellpellet auf dem Boden der beiden Falcon-Röhrchen wurde in 1,5 ml PBS aufgenommen. Anschließend wurden die gewonnenen Zellen mit einer Neubauer-Kammer ausgezählt (10 µl Zellsuspension und 90 µl Färbelösung).

1.2.2. Antikörper-Färbung

Eine genaue Beschreibung der Antikörper befindet sich im Abschnitt „Materialien". Es wurden murine monoklonale Antikörper gegen humanes CD4, CD8, CD14 und CD19 verwendet.

Aufbereitung der Probandenprobe

Pro 1.000.000 Zellen wurden von den Antikörper (AK)-Lösungen jeweils hinzugefügt:
- 2 µl AK-Lösung gegen humanes CD4
- 2 µl AK-Lösung gegen humanes CD8
- 2,5 µl AK-Lösung gegen humanes CD14
- 5 µl AK-Lösung gegen humanes CD19

Bei allen Probanden-Proben wurden mindestens zwei Ansätze mit je 10.000.000 Zellen mit der entsprechenden Menge AK markiert, und jeder Ansatz dann mit PBS/FCS (2 %) auf ein Endvolumen von 200 µl aufgefüllt. Dieser wurde dann 30 Minuten lichtgeschützt auf Eis gelagert, mit 2 ml PBS/FCS (2 %) aufgefüllt und per Zentrifugation (1500 U/min, 2 Minuten) gewaschen. Der Waschvorgang wurde einmal wiederholt und der Ansatz auf ein Endvolumen von 500 µl mit PBS/FCS (2 %) aufgefüllt. Die Probe wurde einmal in ein FACS-Röhrchen gefiltert und mit ca. 3 ml Pufferlösung (PBS/Humanserum (1 %)) aufgefüllt. In diesem Zustand war die Probe fertig aufbereitet für die weitere Analyse mit dem Zellsortierer. Als Auffangbehälter für die Zellsortierung (s.u.) wurden jeweils vier FACS-Röhrchen mit etwa 3 ml Pufferlösung vorbereitet.

Herstellung der Kompensationsproben
Zur Kalibrierung des Zellsortierers musste für jede Probandenprobe für jeden AK-Farbstoff eine sog. Kompensationsprobe angesetzt werden (Einzelheiten s.u.).
Pro Proband wurden vier Ansätze mit jeweils 1.000.000 Zellen und je einem der vier verwendeten AK-Farbstoffen entsprechend dem oben aufgeführten Protokoll vorbereitet.

1.2.3. Zellsortierung
Die AK-markierten Zellen wurden direkt im Anschluss mit einem Zellsortierer entsprechend ihrer Färbung in Fraktionen von CD4-Zellen, CD 8-Zellen, CD14-Zellen und CD19-Zellen unterteilt. Als Zellsortierer wurde die Maschine FACS Aria (BD Biosciences, Heidelberg) benutzt.

Prinzip der Zellsortierung
Das Funktionsprinzip der Durchflusszytometrie besteht darin, einen Zellstrom zu bilden, in dem sich eine Zelle hinter der anderen befindet und damit jede einzelne Zelle nacheinander den Laserstrahl passiert (zu den Details der Durchflusszytometrie s. Teil 1, Abschnitt „Methoden").
Zusätzlich zum klassischen Durchflusszytometer bietet ein Zellsortierer die Möglichkeit, die Zellen physikalisch zu fraktionieren.

Hierfür sind zwei Voraussetzungen notwendig:
- Der (flüssige) Zellstrom wird durch Vibration in einzelne Tropfen aufgetrennt, wobei jeder Tropfen nur eine Zelle enthält.
- Nachdem die Zelle im jeweiligen Tropfen aufgrund ihres Verhaltens unter Laserbeschuss entsprechend den vom Untersucher festgelegten Kriterien als ein bestimmter Zelltyp erkannt wurde, passiert der Tropfen ein elektrisches Feld. Da die verwendeten AK einen magnetischen Anteil haben, ist es nun möglich den „Zelltropfen" in seiner Flugbahn abzulenken, so dass jeder Zelltyp (in der vorgelegten Arbeit vier verschiedene Zelltypen) in einem separaten Auffangbehälter landet.

Damit sind die Zellen, entsprechend ihrer AK-Markierung, fraktioniert.

Die Zellsortierung wurde solange fortgeführt, bis von jeder Zellfraktion 50.000 Zellen (als absolutes Minimum) bis maximal 5.000.000 Zellen sortiert waren.

Anschließend wurden die fraktionierten Zellen mittels konventioneller durchflusszytometrischer Analyse noch auf den Grad der Reinheit der Fraktionierung überprüft. Bei allen durchgeführten Fraktionierungen mittels Zellsortierer (15 Probanden à max. vier Zellfraktionen) wurde für jeden Zelltyp ein Reinheitsgrad von mindestens 98 % festgestellt.

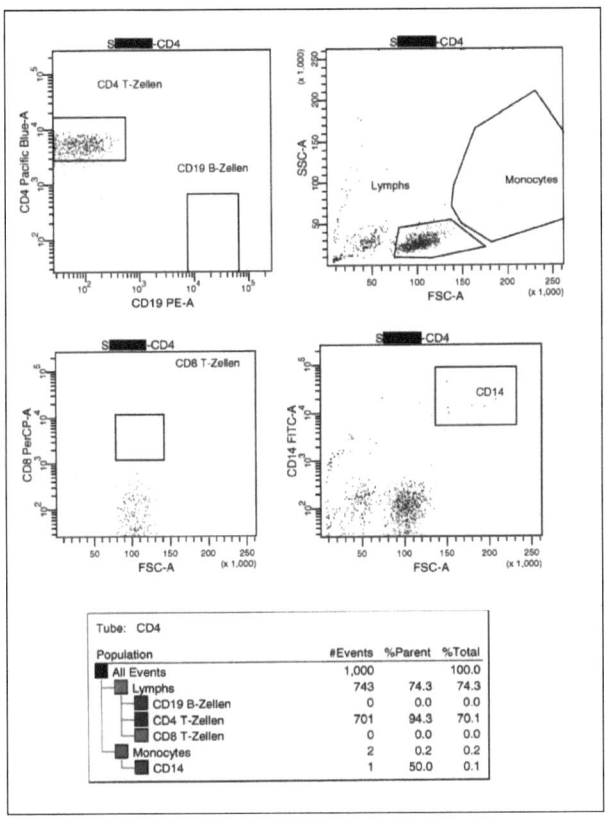

Abbildung 9: Repräsentatives Beispiel einer durchflusszytometrischen Analyse nach Zellsortierung, im vorliegenden Fall von CD4-Zellen: Im unteren Kästchen sind von 1.000 gezählten Zellen (Spalte „# Events") nur zwei (also 0,2 %) als fremde Zellen zu identifizieren.

Um die Zellen optimal lagern zu können, wurde direkt im Anschluss an die Zellsortierung mit dem ersten Schritt der RNA-Extraktion begonnen, indem die Zellen im „Buffer RLT" des Qiagen Mini-/Mikro-Kit (s.u.) gelagert wurden.

Danach wurden die Zellen bei (–) 80°C maximal 30 Tage gelagert.

1.3. RNA-Extraktion und cDNA-Gewinnung durch reverse Transkription

Zur Extraktion der mRNA der einzelnen Zellfraktionen jedes Probanden wurde das „RNeasy Mini Kit" (> 500.000 Zellen) oder das „RNeasy Micro Kit" (< 500.000 Zellen) (jeweils Qiagen, Hilden) verwendet. Die RNA-Extraktion erfolgte entsprechend den Angaben des Herstellers.

Die am Ende gewonnene RNA-Lösung wurde in fünf Aliquots à 5,5 µl (Mini Kit) bzw. vier Aliquots à 4,5 µl (Micro Kit) bei (–) 20°C tiefgefroren und spätestens innerhalb der nächsten fünf Tage weiterverwendet.

Zur späteren Analyse mit quantitativer RT-PCR („real time"-PCR) wurde die gewonnene mRNA in cDNA transkribiert. Die reverse Transkription der gewonnenen mRNA in cDNA erfolgte mit dem „Transcriptor First Strand Synthesis Kit" (Roche Applied Biosciences, Mannheim) entsprechend den Angaben des Herstellers.

Von der extrahierten RNA (jeder Zellfraktion und jedes Probanden) wurden pro reverser Transkription 4 µl RNA (ohne die Konzentration der Lösung zu kennen) eingesetzt. Für die Standardkurven wurde jeweils 1 µl RNA in verschiedenen Konzentrationen des internen und externen Standards (s.u.) eingesetzt.

Das Schema entsprach der folgenden Tabelle. Für die komplette reverse Transkription wie auch für die Vorbereitung der gewonnen cDNA (s.u.) zur anschließenden RT-PCR wurde immer mit Handschuhen, Filter-Pipettenspitzen und auf Eis gearbeitet. Die Proben wurden in PCR-Röhrchen angesetzt.

Tabelle 7: Schema der cDNA-Synthese, Schritt 1. Alle Materialien der Tabelle stammen, soweit im Abschnitt „Materialien" nicht anders aufgeführt, aus dem „Transcriptor First Strand Synthesis Kit" (Roche Applied Biosciences, Mannheim).

	Ansatz 1: Standardkurven (µl)	Ansatz 2: Proben (µl)
Merck-Wasser	4,5	4,5
Zufallsprimer	1	1
RNA	1	4
Insgesamt	6,5	6,5

Jeder Ansatz wurden dann für 5 min bei 65°C in einem Thermocycler inkubiert, anschließend 1 min bei 4°C denaturalisiert. Dann wurde jedem Ansatz ein „Mastermix" entsprechend dem folgenden Schema zugefügt.

Tabelle 8: Schema der cDNA-Synthese, Schritt 2. Alle Materialien der Tabelle stammen, soweit im Abschnitt „Materialien" nicht anders aufgeführt, aus dem „Transcriptor First Strand Synthesis Kit" (Roche Applied Biosciences, Mannheim).

	„Mastermix" (µl)
Ansatz 1 bzw. 2	6,5
Puffer (5-fach)	2
dNTP-Lösung (10 mM)	1
„RNAse out"	0,25
„Transcriptor" (DNA-Polymerase)	0,25
insgesamt	10

Dieser Ansatz wurde dann im Thermocycler in folgenden Schritten inkubiert: 10 min bei 25°C, 30 min bei 55°C und 5 min bei 85°C. Nach dieser Inkubation war die reverse Transkription abgeschlossen. Ein Teil der pro Ansatz gewonnenen 10 µl cDNA-Lösung wurde direkt im Anschluss per RT-PCR analysiert, der andere Teil wurde bei (−) 20°C gelagert und innerhalb der nächsten fünf Tage für die RT-PCR verwendet.

1.4. Analyse der LRRK2-Expression durch quantitative RT-PCR

Mittels RT-PCR („real time- polymerase chain reaction", engl. für Echtzeit-Polymerase-Kettenreaktion) wurde die Sequenz der Exons 1-3 von LRRK2 amplifiziert. Die Sequenz des verwendeten Primers befindet sich im Abschnitt „Materialien". Die RT-PCR wurde mit dem „LightCycler Instrument" (Roche Applied Biosciences, Mannheim) durchgeführt. Die Detektion der PCR-Produkte erfolgte mit Hybridisierungs-Fluoreszenzsonden (s. Abschnitt „Materialien") im Rahmen des „hybridization probes format" als Messprinzip. Dieses Verfahren zeichnet sich durch die hohe Spezifität der emittierten Signale aus.

Die Kalkulation der Probenkonzentration erfolgte durch die LightCycler 480-Software auf Grundlage der erstellten Standardkurven unter Verwendung der „second derivate"-Methode.

Für die Mehrzahl der untersuchten Proben wurde die RT-PCR-Analyse doppelt durchgeführt. In keinem Fall wurde eine wesentliche Abweichung von zwei Proben (desselben Probanden und Zelltyps) festgestellt. Zur Quantifizierung wurde immer der höhere der beiden Werte berücksichtigt.

1.4.1. Quantifizierung der LRRK2-Expression

In der vorgelegten Arbeit wurde eine relative Quantifizierung durch Verwendung eines „low copy- housekeeping"-Gens (engl. für sinngemäß „konstitutiv exprimiertes Gen") angewandt.

Ein „housekeeping"-Gen ist dadurch charakterisiert, dass es eine Funktion in der basalen Zellfunktion (dem Grundstoffwechsel), spielt. Daher kann man davon ausgehen, dass es (pro Einheit mRNA) konstant gleich exprimiert wird, unabhängig von Zelltyp, Zellstadium und äußeren Einflüssen.

Es ist deswegen zulässig, die Expression dieses Gens zur Bildung eines Quotienten in verschiedenen Zelltypen zu benutzen. Dadurch kann die Expression eines bestimmten Gens in verschiedenen Zelltypen relativ verglichen werden.

Das in dieser Arbeit benutzte „housekeeping"-Gen war das Gen hPBDG (humane Porphobilinogendeaminase), dessen Protein eine Rolle in der Häm-Biosynthese spielt. Die „housekeeping"-mRNA zur Erstellung der hPBDG-Standardkurve stammte aus dem „h-PBGD Housekeeping Gene Set" (Roche Applied Biosciences, Mannheim). Verschiedene Konzentrationen von LRRK2-mRNA (laborintern aus HEK-Zellen 293 hergestellt, wobei für alle Experimente derselbe Vorrat an LRRK2-mRNA in verschiedenen Konzentrationen genutzt wurde) wurden zur Erstellung der LRRK2-Standardkurve benutzt.

Die von der Software berechneten Werte der LRRK2- und hPBGD-Expression wurden als Ratio (in Prozent) angegeben.

1.4.2. Prinzip der RT-PCR

Das Prinzip und der Ablauf der klassischen PCR wird nicht weiter erläutert. Das Prinzip der RT-PCR besteht darin, dass der Verlauf eines Experiments beobachtet werden kann, im Gegensatz zur klassischen PCR, bei der nur das Ergebnis festgestellt wird. So kann durch die RT-PCR aufgezeichnet werden, nach wie vielen Amplifikationszyklen die Ziel-DNA vom System detektiert wurde. Je größer die Ausgangskonzentration der (im vorliegenden Fall) zu detektierenden cDNA ist, desto weniger Amplifikationszyklen sind notwendig, bis die Signale, die im Rahmen jedes Amplifikationszylus emittiert werden, vom System detektiert werden. Wichtig ist hierbei vor allem der „crossing point", also diejenige Anzahl von Zyklen, nach denen sich das im Rahmen der Amplifizierung abgegebenen Fluoreszenz-Signal erstmals vom „background", also der unspezifischen Emittierung, abhebt. Für diesen „crossing point" kann dann mittels der in jedem RT-PCR-Experiment erstellten Standardkurve ein Zahlenwert errechnet werden.

Damit ist es möglich, quantitative Aussagen über die Konzentration einer gesuchten DNA zu machen.

1.4.3. Versuchsanordnung

Überprüfung der hPBGD-Expression

Vor jedem endgültigen RT-PCR-Lauf zur Expressionsquantifizierung wurde die hPBGD-Expression jeder cDNA-Lösung (jeder Zellfraktion jedes Probanden) überprüft. Diese Vorgehensweise war notwendig, weil bei Vorversuchen zur Methoden-Etablierung festgestellt wurde, dass der RNA-Gehalt (bzw. der cDNA-Gehalt nach reverser Transkription) der durch die Extraktion gewonnenen Lösung teilweise stark schwankte. Die Gründe hierfür sind unklar. Diese Schwankung setzte sich dann in der hPBGD-Expression fort. Um dieses Phänomen in einem konstanten Rahmen zu halten, wurde die festgelegte Volumeneinheit von 1 µl jeder cDNA-Lösung (ohne die Konzentration zu kennen) in einen Probelauf eingesetzt und die hPBGD-Expression bestimmt. Anschließend wurde die Volumeneinheit für die endgültige Quantifizierung angepasst. Dadurch gelang es, die berechnete hPBGD-Expression aller Proben eines Zelltyps im Bereich etwa einer Dekade zu halten. Das Schema des Standard-Ansatzes für einen LightCycler-Lauf ist im Folgenden aufgeführt.

Tabelle 9: Schema des LightCycler-Standard-Ansatzes: Alle Materialien der Tabelle stammen, soweit im Abschnitt „Materialien" nicht anders aufgeführt, aus dem „PCR Core Kit LightCycler" (Roche Applied Biosciences, Mannheim).

	„Mastermix" h-PBGD (µl)		„Mastermix" LRRK2 (µl)
„Fast Sart Mix"	1		1
„Detection Mix"	0,5	Primer f/r (5 pmol/µl)	1
		Sonde 1/2 (2 pmol/µl)	1
MgCl	1,2		1,2
Wasser (autoklaviert)	6,3		4,8
cDNA	1		1
insgesamt	10		10

Die oben erwähnte Anpassung erfolgte, indem in Schritten von jeweils 1 µl max. 4 µl cDNA-Lösung eingesetzt wurde (unter anteiliger Reduktion des eingesetzten Wassers).

1.5. Statistische Analyse

Die Angabe der LRRK2-Expression erfolgte als Ratio der beiden Ziel-Gene in Prozent. Die statistische Analyse der gewonnenen Daten erfolgte mit der Software SPSS 15.0.

Die Angabe der Lagemaße in den verschiedenen Gruppen von Zelltypen erfolgte als Median mit Interquartilsbereich (Bereich, der die mittleren 50 % der Stichprobenwerte enthält), Minimum (Min.) und Maximum (Max.). Für alle erhobenen Variablen wurde aufgrund der Fallzahl der Gesamtgruppe keine Normalverteilung angenommen.

Zum Gruppenvergleich wurde für intervallskalierte Parameter als nichtparametrischer Test der U-Test durchgeführt. Für die Variable Geschlecht als nominaler Parameter wurde der Fisher-Exact-Test durchgeführt.

Die aus den 15 Probandenproben gewonnenen vier Fraktionen von Zelltypen müssen als abhängige Variablen betrachtet werden, da sie jeweils von einem Probanden stammten. Um multiples Testen zu umgehen, wurden anhand der Ergebnisse der deskriptiven Analyse nur zwei Zellfraktionen miteinander verglichen, um anschließend Aussagen zu Unterschieden der LRRK2-Expression in den vier Zellfraktionen treffen zu können. Zum Vergleich der zwei verbundenen, nicht-parametrischen Variablen wurde der Wilcoxon-Test verwendet.

Zur Überprüfung von Korrelationen der Variablen innerhalb der Gesamtgruppe wurde der nichtparametrische Rangkorrelationskoeffizient Spearmans Rho (rho) sowie für die Variablen Alter und Gruppenzugehörigkeit die punktbiseriale Korrelation berechnet.

Hinsichtlich der Interpretation der Korrelationskoeffizienten wurde ein Wert von 0-0,2 als sehr gering, von 0,2-0,4 als gering, von 0,4-0,6 als mäßig, von 06-0,8 als stark und von 0,8-1 als sehr stark gewertet (vgl. Brosius, 2006, S. 519).

Für alle angewandten Verfahren wurde ein zweiseitiges Signifikanzniveau von $p < 0{,}05$ als bedeutsam gewählt.

2. Materialien

2.1. Puffer, Lösungen, Verbrauchsmaterialien, Sonstiges

Lymphocte Separations Medium (1,077 g/cm³)	PAA Laboratories (Linz, Österreich)
PBS (0,0067 M PO4, ohne Ca/Mg)	Cambrex BioScience (Verviers, Belgien)
FCS (engl. Abk. für fetales Kälberserum)	GIBCO BRL Life Technologies (Eggenstein)
Humanserum	C-C-Pro (Neustadt)
Gibco Trypan Blue Stain 0,4 %	Invitrogen (Karlsruhe)
FACS-Röhrchen	Becton-Dickinson (Heidelberg)
Falcon-Röhrchen (50 ml)	Becton-Dickinson (Heidelberg)
8er Thermostrip (200 µl)	PeqLab (Erlangen)
LC-Kapillaren (20µl)	Roche Diagnostics (Mannheim)
Pipetten, Pipettenspitzen, z.T. mit Filter	Eppendorf (Hamburg)

2.2. Antikörper

CD4-Pacific Blue (PB)-Conj. Mouse Anti-Human Monoclonal Antibody	Caltag Lab (Burlingame, USA)
CD8-Phycoerythrin (PE)-Cy5 Mouse Anti-Human Monoclonal Antibody	BD Pharmingen (Heidelberg)
CD14-Fluorescein Isothiocyanate (FITC) Mouse Anti-Human Monoclonal Antibody	BD Pharmingen (Heidelberg)
CD19-Phycoerythrin (PE) Mouse Anti-Human Monoclonal Antibody	BD Pharmingen (Heidelberg)

2.3. Kits und RT-PCR-Materialien

Rneasy Mini Kit	Qiagen (Hilden)
Rneasy Micro Kit	Qiagen (Hilden)
h-PBGD Housekeeping Gene Set	Roche Applied Biosciences (Mannheim)

Transcriptor First Strand Synthesis Kit	Roche Applied Biosciences (Mannheim)
PCR Core Kit LightCycler	Roche Applied Biosciences (Mannheim)

2.4. Oligonukleotide

LRRK2-Primer für die LightCycler-Läufe

Exons LRRK2	Länge (BP)	Primer-Sequenzen (vorwärts/rückwärts)
1-3	185	GTTCACGTACTCCGAGC/CCAACATCCTGGGGTC
Hybridisierungssonden (+ Farbstoff)		TGATCGTCTTGGACTCCTATATGAGAG-fluorescein/ LCRed-640-GCGAGTGTGCAGCAGGT

2.5. Geräte und Software

FACSAria	BD Biosciences (Heidelberg)
LightCycler Instrument	Roche Applied Biosciences (Mannheim)
„LightCycler Carousel" Zentrifuge	Roche Applied Biosciences (Mannheim)
Vortex Top-Mix 94323	Heidolph Instruments (Schwabach)
Zentrifuge (Centrifuge 5810 R)	Eppendorf (Hamburg)
Tischzentrifuge (Centrifuge 5415 D)	Eppendorf (Hamburg)
Thermocycler (DYAD Thermal Cycler)	Biozyme Diagnostik (Oldendorf)
Software FACSAria	BD Biosciences (Heidelberg)
Software Lightcycler 3.5	Roche Applied Biosciences (Mannheim)
Software SPSS 15.0	SPSS (München)

III Ergebnisse

1. Deskriptive Analyse der LRRK2-Expression in den einzelnen Zellfraktionen

1.1. Vergleich der LRRK2-Expression bei IPS-Patienten und Kontrollen

Es wurde überprüft, ob sich Kontrollen und IPS-Patienten hinsichtlich der LRRK2-Expression (in den einzelnen Zellfraktionen) unterscheiden. Dieses Vorgehen wurde gewählt um sicherzustellen, dass die im Anschluss durchgeführte deskriptive Analyse der LRRK2-Expression in der Gesamtgruppe zulässig war. Alle verglichenen Gruppen waren hinsichtlich ihrer Alters- und Geschlechterstruktur gleich (s. Abschnitt „Methoden").

Die statistische Analyse zeigte keinen Unterschied (p= 0,4) der LRRK2-Expressionswerte in T-Helferzellen (CD4-Zellen) von IPS-Patienten (n= 8) und Kontrollen (n= 4), ebenso bestand kein Unterschied (p= 0,83) der LRRK2-Expressionswerten in zytotoxischen T-Zellen (CD8-Zellen) von IPS-Patienten (n= 6) und Kontrollen (n= 4). Auch für die LRRK2-Expressionswerte in den Monozyten (CD14-Zellen) von IPS-Patienten (n= 7) und Kontrollen (n= 5) konnte kein Unterschied (p= 0,69) festgestellt werden; das gleiche Ergebnis zeigte sich in den B-Zellen (CD19-Zellen) von IPS-Patienten (n= 9) und Kontrollen (n= 5) (p= 0,84).

Die Ergebnisse bestätigten, dass die Durchführung der deskriptiven Analyse der LRRK2-Expression in der Gesamtgruppe gerechtfertigt war.

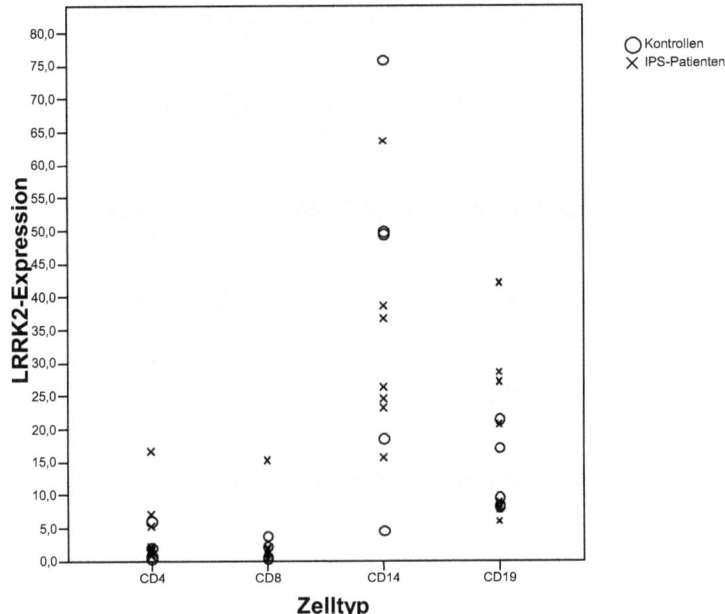

Abbildung 10: Punktdiagramm mit den LRRK2-Expressionswerten der Probanden in den einzelnen Zellfraktionen, unterschieden nach IPS-Patienten und Kontrollen (s. Legende). Für keine Zellfraktion konnte ein statistisch signifikanter Unterschied zwischen IPS-Patienten und den Kontrollen festgestellt werden (LRRK2-Expression als Ratio zum „housekeeping"-Gen in Prozent (s.Abschnitt „Methoden")).

1.2. Deskriptive Analyse der LRRK2-Expression in den T-Zellen (CD4-Zellen und CD8-Zellen)

Von 12 der 15 Probanden konnte die LRRK2-Expression in den T-Helferzellen (CD4-Zellen) bestimmt werden. Der Median der Expressionswerte lag bei 1,99 %, mit einem Interquartilsbereich von 0,91 % bis 5,94 % und einem Minimum (Min.) bzw. Maximum (Max.) von 0,41 % bzw. 16,59 %.

Von zehn der 15 Probanden konnte die LRRK2-Expression in den zytotoxischen T-Zellen (CD8-Zellen) bestimmt werden. Der Median der Expressionswerte lag bei 1,54 %, mit einem Interquartilsbereich von 0,65 % bis 2,7 % und einem Min. bzw. Max. von 0,45 % bzw. 15,27 %.

1.3. Deskriptive Analyse der LRRK2-Expression in den B-Zellen (CD19-Zellen)

Von 14 der 15 Probanden konnte die LRRK2-Expression in den CD19-Zellen bestimmt werden. Der Median der Expressionswerte lag bei 9,2 %, mit einem Interquartilsbereich von 8,08 % bis 22,83 % und einem Min. bzw. Max. von 5,97 % bzw. 42,09 %. Damit war der Median der Expressionswerte in den CD19-Zellen etwa fünfmal so hoch wie in den CD4-/ CD8-Zellen (1,99 % bzw. 1,54 %).

1.4. Deskriptive Analyse der LRRK2-Expression in den Monozyten (CD14-Zellen)

Von zwölf der 15 Probanden konnte die LRRK2-Expression in den CD14-Zellen bestimmt werden. Der Median der Werte lag bei 31,53 %, mit einem Interquartilsbereich von 19,71 % bis 49,79 % und einem Min. bzw. Max. von 4,64 % bzw. 75,94 %. Damit war der Median der Expressionswerte in den CD14-Zellen etwa 3,4-fach so hoch wie in den CD19-Zellen (9,2 %) und mehr als 15-mal so hoch wie in den CD4-/ CD8-Zellen (1,99 % bzw. 1,54 %).

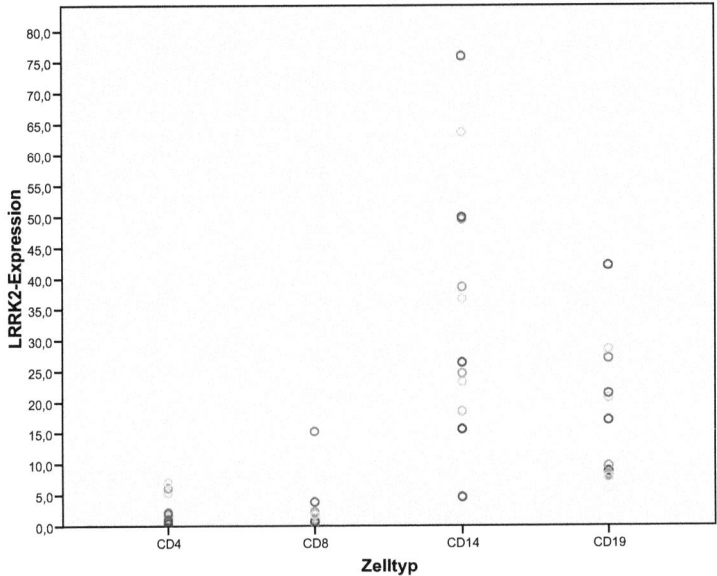

Abbildung 11: Punktdiagramm mit den Expressionswerten der Probanden in den einzelnen Zellfraktionen. Der Median der Expressionswerte in den CD14-Zellen ist etwa dreimal so hoch wie derjenige in den CD19-Zellen, welcher wiederum etwa fünfmal so hoch ist wie der Median der CD4-/CD8-Zellen (LRRK2-Expression als Ratio zum „housekeeping"-Gen in Prozent (s. Abschnitt „Methoden")).

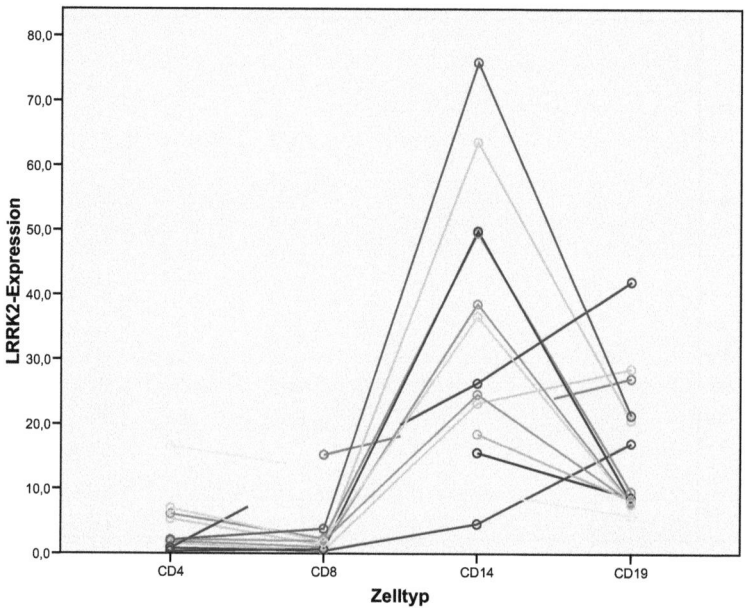

Abbildung 12: Punktdiagramm mit den (LRRK2-)Expressionswerten der Probanden in den einzelnen Zellfraktionen (LRRK2-Expression als Ratio zum „housekeeping"-Gen in Prozent (s. Abschnitt „Methoden")). Die Interpolationslinien verbinden die Expressionswerte der einzelnen Probanden. Dabei zeigt sich (trotz der in der vorgelegten Arbeit angenommenen Abhängigkeit der einzelnen Expressionswerte eines Probanden), dass die Ausprägung der Expressionswerte in den einzelnen Zellfraktionen einem vergleichbaren Schema folgen, und dass es keine Probanden gab, deren Expressionswerte in allen Zellfraktionen erhöht bzw. erniedrigt waren.

2. Vergleich der LRRK2-Expression in den einzelnen Zellfraktionen

Entsprechend der Zielsetzung der Arbeit wurden die Expressionswerte in den einzelnen Zellfraktionen miteinander verglichen. Aufgrund der Ergebnisse der deskriptiven Analyse ist offensichtlich, dass die LRRK2-Expressionswerte in den CD14-Zellen und den CD19-Zellen höher sind als in den CD4-Zellen und den CD8-Zellen, während diese sich hinsichtlich der Expressionswerte nicht wesentlich voneinander unterscheiden. Deswegen wurde, um das Problem des multiplen Testens zu umgehen, nur statistisch analysiert, ob sich die Expressionswerte in den CD14-Zellen (Monozyten) von denen in den CD19-Zellen (B-Zellen) unterscheiden. Dabei zeigte sich ein signifikanter Unterschied (p= 0,023; Wilcoxon-Test für nicht-parametrische, verbundene Daten) zwischen den beiden Zellfraktionen.

Damit lässt sich festhalten, dass der etwa 3,4-fach erhöhte Median der LRRK2-Expressionswerte in den CD14-Zellen (31,53 %) im Vergleich zu den CD19-Zellen (9,2 %) auf einen signifikanten Unterschied der LRRK2-Expressionswerte in den beiden Zellfraktionen zurückzuführen ist. Sowohl CD14-Zellen als auch CD19-Zellen hatten offensichtlich höhere Expressionswerte als die T-Zellen (CD4-/CD8-Zellen) (etwa 15-fach bzw. 5-fach so hoch).

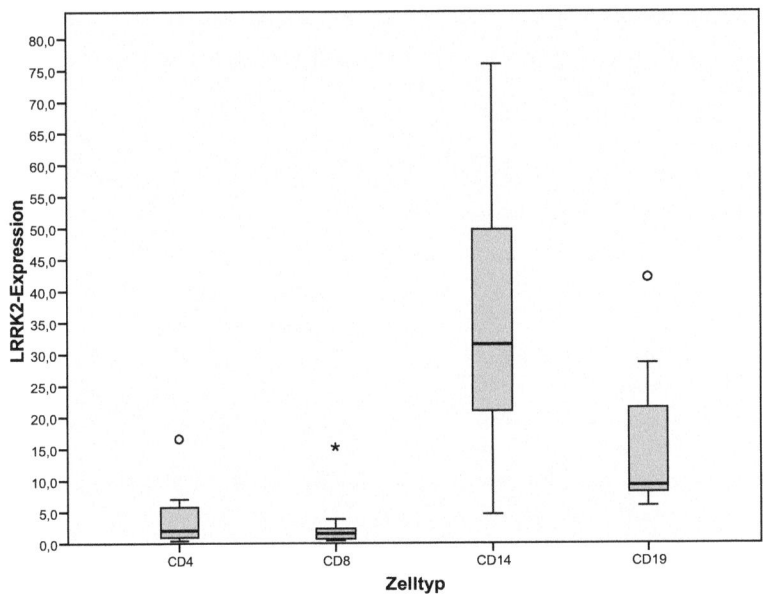

Abbildung 13: Darstellung der LRRK2-Expressionswerte mittels Box-Plots in den einzelnen Zellfraktionen. Es bestand ein signifikanter Unterschied (p= 0,023) zwischen den CD14-Zellen und den CD19-Zellen. Die beiden Kreise und der Stern stehen für Ausreißer bzw. einen Extremwert (LRRK2-Expression als Ratio zum „housekeeping"-Gen in Prozent (s. Abschnitt „Methoden")).

3. Korrelationsanalysen

3.1. Korrelationen der LRRK2-Expressionswerte mit demographischen und klinischen Parametern in der Gesamtgruppe (n= 15)

In der Gesamtgruppe konnte kein signifikanter Zusammenhang zwischen dem Alter der Probanden und den LRRK2-Expressionswerten in einer der Zellfraktionen festgestellt werden. Die Expressionswerte in den CD14-Zellen und CD8-Zellen waren zwar umso höher, je älter die Probanden waren, allerdings nur in geringer bzw. mittelgradiger Ausprägung und nicht signifikant (rho= 0,32; p= 0,31; n=12 bzw. rho= 0,6; p= 0,07; n= 10). In nur sehr schwacher Ausprägung zeigten sich auch in CD4-Zellen und CD19-Zellen höhere Expressionswerte mit steigendem Alter der Probanden (jeweils rho= 0,07); beide Zusammenhänge waren aber statistisch nicht bedeutsam (p= 0,84; n= 12 bzw. p= 0,81; n= 14).

Tabelle 10: Korrelation der Variablen Alter mit der LRRK2-Expression (Rangkorrelationskoeffizient nach Spearman).

		LRRK2-Expression in			
		CD4-Zellen	CD8-Zellen	CD14-Zellen	CD19-Zellen
Alter	Korrelationskoeffzient	0,07	0,6	0,32	0,07
	p-Wert	0,84	0,07	0,31	0,81
	N	12	10	12	14

In allen Zellfraktionen bestand kein signifikanter Zusammenhang zwischen dem Geschlecht der Probanden und den LRRK2-Expressionswerten.
Die LRRK2-Expressionswerte in CD4-Zellen und CD8-Zellen waren bei Männern tendenziell höher als bei Frauen, aber nur in geringem Maße und nicht signifikant (rho= (-) 0,18; p= 0,58; n=12 bzw. rho= (-) 0,24; p= 0,5; n= 10). Dagegen waren, statistisch nicht signifikant (p= 0,3; n= 12 bzw. p= 0,81; n= 14), die Expressionswerte in den CD14-Zellen und in den CD19-Zellen eher bei Frauen höher als bei Männern, aber nur schwach bzw. sehr schwach ausgeprägt (rho= 0,33 bzw. rho= 0,07).

Unter den Probanden befanden sich zehn IPS-Patienten. Die statistische Analyse ergab keinen signifikanten Zusammenhang zwischen dem Vorliegen eines IPS und den Expressionswerten in einer der Zellfraktionen. Zwar zeigten sich einerseits bei IPS-Patienten in CD4-Zellen, CD8-Zellen und CD19-Zellen tendenziell höhere Expressionswerte als bei Kontrollen, während in CD14-Zellen die Expressionswerte eher bei Kontrollen höher waren. Allerdings waren alle gefundenen Zusammenhänge nicht signifikant und nur schwach ausgeprägt (rho= 0,23; p= 0,46; n= 12 bzw. rho= 0,21; p= 0,56; n= 10 bzw. rho= 0,21; p= 0,47; n= 19 bzw. rho= (-) 0,17; p= 0,59; n= 12).

Tabelle 11: Korrelationsanalyse der Variablen Geschlecht und IPS-Patient mit der LRRK2-Expression (jeweils punktbiseriale Korrelation mit (Geschlecht: 1= männlich, 2= weiblich) bzw. (IPS-Patient: 0= nein, 1= ja)).

		LRRK2-Expression in			
		CD4-Zellen	CD8-Zellen	CD14-Zellen	CD19-Zellen
Geschlecht (1= männlich, 2= weiblich)	Korrelationskoeffzient	(-) 0,18	(-) 0,24	0,33	0,12
	p-Wert	0,58	0,5	0,3	0,69
	N	12	10	12	14
IPS-Patient (0= nein, 1= ja)	Korrelationskoeffzient	0,23	0,21	(-) 0,17	0,21
	p-Wert	0,46	0,56	0,59	0,47
	N	12	10	12	14

IV Diskussion

Das Parkinson-Gen LRRK2 ist seit seiner Erstbeschreibung 2004 im Zentrum des Interesses der Parkinsonforschung. Epidemiologische Daten zeigen, dass LRRK2-Mutationen der häufigste Grund für hereditäre Parkinson-Syndrome sind. Auch beim sporadischen Parkinson-Syndrom finden sich LRRK2-Mutationen, und für 2 LRRK2-Polymorphismen konnte gezeigt werden, dass sie einen Risikofaktor für die Entstehung des Parkinson-Syndroms darstellen. Wegen diesen und anderen (klinischen und histopathologischen) Befunden ist es wahrscheinlich, dass LRRK2 auch bei der Entstehung des IPS eine Rolle spielt.

Zur physiologischen Funktion von LRRK2 gibt es erste Erkenntnisse, die aber noch weit von Vollständigkeit entfernt sind. Im Laufe der weiteren Erforschung der LRRK2-Funktion wird es deswegen wichtig sein, humane Zellen zur Verfügung zu haben, die in ausreichendem Maße LRRK2 exprimieren, um in Zellkultur Experimente durchführen zu können.

Hierfür eignen sich als Zellen, die nicht aus Zelllinien, sondern direkt von menschlichen Spendern stammen, grundsätzlich (mononukleäre) Leukozyten, für die als Gesamtpopulation schon gezeigt werden konnte, dass sie LRRK2 exprimieren (White, Toft et al. 2007).

In der vorgelegten Arbeit wurde untersucht, ob sich eine Zellfraktion der Leukozyten, nämlich T-Helferzellen (CD4-Zellen), zytotoxische T-Zellen (CD8-Zellen), Monozyten (CD14-Zellen) oder B-Zellen (CD19-Zellen) in besonderem Maße, aufgrund einer relativ erhöhten LRRK2-Expression, als Substrat zur Erforschung der humanen LRRK2-Funktion in Zellkultur eignet. Alle ausgewählten Zelltypen sind dabei prinzipiell zur Etablierung einer Zellkultur geeignet.

1. Diskussion der Ergebnisse

1.1. Deskriptive Analyse der LRRK2-Expression in den einzelnen Zellfraktionen

Die Lagemaße der LRRK2-Expressionswerte in den einzelnen Zellfraktionen wurden in der Gesamtgruppe (n= 15) dargestellt.

1.1.1. Zulässigkeit der deskriptiven Analyse in der Gesamtgruppe

Dieses Vorgehen wurde gewählt, obwohl die Gesamtgruppe insoweit inhomogen war als dass sich unter den 15 Probanden zehn IPS-Patienten und fünf Kontrollen befanden. Es gibt bis zum heutigen Tag in der Literatur aber keine Hinweise darauf, dass sich die LRRK2-Expression in Leukozyten bei IPS-Patienten und Kontrollen unterscheiden könnte. Um die Legitimität des Vorhabens abzusichern, wurden die LRRK2-Expressionswerte von IPS-Patienten und Kontrollen in den einzelnen Zellfraktionen miteinander verglichen. Dabei zeigte sich in keiner Zellfraktion ein Unterschied zwischen den beiden Gruppen (in CD4-Zellen: p= 0,4; in CD8-Zellen: p= 0,83; in CD14-Zellen: p= 0,69; in CD19-Zellen: p= 0,84). Das gewählte Vorgehen war damit gerechtfertigt.

1.1.2. Ergebnisse

Deskriptive Analyse der LRRK2-Expression in den einzelnen Zellfraktionen

In den T-Helferzellen (CD4-Zellen) lag der Median der LRRK2-Expressionswerte bei 1,99 % (Ratio der LRRK2-Expression zum „housekeeping"-Gen hPBGD in Prozent (s. Abschnitt „Methoden")), in den zytotoxischen T-Zellen (CD8-Zellen) lag der Median der Expressionswerte bei 1,54 %. Der Median der LRRK2-Expressionswerte in den B-Zellen (CD19-Zellen) war mit 9,2 % etwa fünfmal so hoch wie in den T-Zellen (1,99 % bzw. 1,54 %).

Mit 31,53 % war der Median der LRRK2-Expressionswerte in den Monozyten (CD14-Zellen) etwa dreimal so hoch wie in den B-Zellen und mehr als 15-mal so hoch wie in den T-Zellen.

Vergleich der Zellfraktionen

Die Ergebnisse der deskriptiven Analyse zeigten bereits deutlich die Unterschiede der einzelnen Zellfraktionen bezüglich der LRRK2-Expression. So ist offensichtlich, dass sich CD4-Zellen und CD8-Zellen nicht wesentlich voneinander unterschieden und sich im relativen Vergleich auf einem niedrigen Niveau bewegten. Im Vergleich zu ihnen war der Median der LRRK-Expressionswerte in CD19-Zellen etwa fünfmal so hoch, und in CD14-Zellen etwa 15-mal so hoch. Um die Problematik des multiplen Testens zu umgehen, wurde deswegen lediglich statistisch analysiert, ob der etwa dreifach erhöhte Median der Expressionswerte in den CD14-Zellen im Vergleich zu den CD19-Zellen auf einem statistisch signifikanten Unterschied der beiden Zellfraktionen hinsichtlich ihrer LRRK2-Expressionwerte beruhte. Der Wilcoxon-Test (für verbundene, nicht-parametrische Variablen) zeigte einen signifikanten Unterschied der beiden Zellfraktionen (p= 0,023).

1.1.3. Beurteilung

Die Ergebnisse der deskriptiven Analyse und des Vergleichs der LRRK2-Expression in den einzelnen Zellfraktionen zeigen, dass Monozyten (CD14-Zellen) im relativen Vergleich das höchste LRRK2-Expressionsniveau aufweisen. Sie sind damit, entsprechend den in der Zielsetzung formulierten Vorgaben, von den vier untersuchten Zellfraktionen am besten zur LRRK2-Erforschung in Zellkultur geeignet. Das Expressionsniveau der B-Zellen (CD19-Zellen) beträgt ca. 29 % der Monozyten; die LRRK2-Expressionswerte in den beiden Zellfraktionen unterscheiden sich signifikant (p= 0,023). Dagegen zeigen T-Zellen (CD4-Zellen und CD8-Zellen) ein niedriges Expressionsniveau, nämlich 21,6 % der B-Zellen und 6,3 % der Monozyten und sind damit schlechter für Experimente in Zellkultur zur LRRK2-Erforschung geeignet.

Funktionelle Bedeutung des LRRK2-Expressionsniveaus

Abgesehen von der ursprünglichen Fragestellung bleibt zu diskutieren, ob die gefundenen relativen Unterschiede der LRRK2-Expression, etwa die hohe LRRK2-Expression in Monozyten (CD14-Zellen), eine physiologische Bedeutung haben können. Da aber bisher nur in sehr geringem Maße verstanden ist, welche physiologische Funktion LRRK2 ausübt, insb. in welcher Signalkaskade es involviert ist, sind selbst spekulative Aussagen diesbezüglich schwierig. Somit sind keine direkten Rückschlüsse möglich, ob einer der vier untersuchten Zelltypen aufgrund von Besonderheiten, die ihn von den anderen Zelltypen unterscheiden, ein verändertes LRRK2-Expressionsniveau haben könnte.

Diagnostische Bedeutung

Bisher fehlen Biomarker, insb. laborchemische Parameter, die bei Vorliegen eines IPS verändert sind. Solche Biomarker sind vor allem im Rahmen der Diagnostik des IPS von Interesse.

Aufgrund der großen Bedeutung von LRRK2 auch im Rahmen der Ätiopathogenese des IPS, erschien es zumindest möglich, dass die LRRK-Expression bei Patienten mit IPS (auch) in Blutzellen verändert sein könnte. In der vorgelegten Arbeit zeigte sich aber für keine Zellfraktion ein signifikanter Unterschied der LRRK2-Expressionswerte bei IPS-Patienten und Kontrollen.

Die durchgeführte Korrelationsanalyse ergab in keiner Zellfraktion einen signifikanten Zusammenhang zwischen den LRRK2-Expressionswerten der Probanden und dem Vorliegen eines IPS. Alle berechneten Korrelationskoeffizienten zeigten außerdem immer nur sehr schwach ausgeprägte (nicht signifikante) Zusammenhänge. Damit bietet das LRRK2-mRNA-Niveau in Leukozyten bzw. einzelnen Leukozytenfraktionen nach heutigem Kenntnisstand keine Möglichkeit zur Nutzung als Biomarker in der IPS-Diagnostik.

1.2. Diskussion der Korrelationsprüfung

Es wurde in der Gesamtgruppe (n= 15) überprüft, ob (in den einzelnen Zellfraktionen) ein Zusammenhang von LRRK2-Expression mit dem Alter und Geschlecht der Probanden sowie mit dem Vorliegen eines IPS bestand.

In der Gesamtgruppe konnte für keine Zellfraktion ein signifikanter Zusammenhang zwischen dem Alter der Probanden und den LRRK2-Expressionswerten festgestellt werden (CD4-Zellen: rho= 0,07, p= 0,84, n= 12;

CD8-Zellen: rho= 0,6, p= 0,07, n= 10; CD 14-Zellen: rho= 0,32, p= 0,31, n=12; CD19-Zellen: rho= 0,07, p= 0,81, n= 14).

Gleichermaßen zeigte sich in allen vier Zellfraktionen kein signifikanter Zusammenhang zwischen dem Geschlecht eines Probanden und den LRRK2-Expressionswerten. Alle berechneten Zusammenhänge waren zudem maximal gering ausgeprägt (CD4: rho= (-) 0,18, p= 0,58, n=12; CD8: rho= (-) 0,24, p= 0,5, n= 10; CD14: rho= 0,33, p= 0,3; n= 12; CD19: rho= 0,07, p= 0,81, n= 14).

Auch für das Vorliegen eines IPS konnte in keiner Zellfraktion ein Einfluss auf die Höhe der LRRK2-Expressionswerte nachgewiesen werden. Die IPS-Patienten wiesen in den CD4-Zellen, CD8-Zellen und CD19-Zellen tendenziell höhere Expressionswerte auf als die Kontrollen, während es in den CD14-Zellen der umgekehrte Fall war. Alle berechneten Zusammenhänge waren aber gering ausgeprägt und nicht signifikant (CD4: rho= 0,23, p= 0,46, n= 12; CD8: rho= 0,21, p= 0,56, n= 10; CD14: rho= (-) 0,17; p= 0,59; n= 12; CD19: rho= 0,21, p= 0,47, n= 14).

1.2.1. Beurteilung

Es gibt bisher keine publizierten Daten über mögliche Einflussfaktoren auf die LRRK2-Expression in speziellen Zelltypen im Allgemeinen sowie in humanen Leukozyten im Besonderen. Daher wurden in der vorgelegten Arbeit zwei fundamentale Probanden-Charakteristika (Alter und Geschlecht) ausgewählt.

Obwohl es keine Hinweise darauf gab, dass zwischen der LRRK2-Expression von IPS-Patienten und Kontrollen signifikante Unterschiede bestehen, erschien es dennoch sinnvoll zu überprüfen, ob zwischen den beiden Eigenschaften überhaupt ein Zusammenhang besteht.

Für alle drei ausgewählten Parameter konnte kein Zusammenhang mit der LRRK2-Expression nachgewiesen werden. Es bleibt unklar, ob und gegebenenfalls welche Parameter einen Einfluss auf die LRRK2-Expressionswerte in den vier Leukozytenfraktionen haben könnten.

2. Ausblick

2.1. Überprüfung der LRRK2-Expression in Leukozyten bei Patienten mit LRRK2-Mutation

In der vorgelegten Arbeit konnte weder ein Unterschied zwischen IPS-Patienten und Kontrollen hinsichtlich der Expression in den einzelnen Zellfraktionen festgestellt werden noch zeigte sich ein signifikanter Zusammenhang zwischen der Höhe der Expressionswerte und dem Vorliegen eines IPS.

Es wurde kein Proband untersucht, bei dem eine LRRK2-Mutation vorlag. Insofern ist keinerlei Aussage dazu möglich, ob die LRRK2-Expression bei Patienten mit LRRK2-Mutation in den einzelnen Zellfraktionen den Ergebnissen der vorgelegten Arbeit entspricht.

Es gibt in der Literatur zur Zeit keine Hinweise darauf, dass sich die LRRK2-Expression in Leukozyten (oder anderen Zelltypen) bei Patienten mit LRRK2-Mutation von anderen Probanden unterscheiden könnte. Allerdings gibt es Hinweise auf funktionelle Störungen der Lymphozyten von Patienten mit LRRK2-Mutation (s.u.). Es erscheint daher möglich, dass eine Mutation Einfluss auf das Expressionsniveau haben könnte. Die Relevanz der Fragestellung liegt insbesondere im diagnostischen Bereich. Wäre die LRRK2-Expression in den Gesamtleukozyten oder in einer einzelnen Zellfraktion von Parkinson-Patienten mit LRRK2-Mutation verändert, könnte dies als Grundlage zur Etablierung eines Biomarkers des PARK8-Parkinson-Syndroms dienen.

2.2. Entspricht das mRNA-Niveau dem Protein-Niveau?

In der vorgelegten Arbeit konnte gezeigt werden, dass sich die untersuchten Zellfraktionen bezüglich der LRRK2-mRNA-Expression unterscheiden. Da in jeder Zellfraktion LRRK2-mRNA mittels RT-PCR nachweisbar war, sind sie alle grundsätzlich für Experimente in Zellkultur, die LRRK2-mRNA als Substrat benötigen, geeignet. Aufgrund des im relativen Vergleich höchsten Expressionsniveaus, gilt dies im besonderen Maße für CD14-Zellen. Wird jedoch für Experimente das Protein LRRK2 als Substrat benutzt, muss sichergestellt sein, dass die in der vorgelegten Arbeit beschriebenen Ergebnisse auch auf Ebene des Proteins zu finden sind. Es ist bereits bekannt, dass das Protein LRRK2 mittels Western-Blot-Technik in der Gesamtpopulation von murinen Leukozyten nachweisbar ist (Melrose, Kent et al. 2007). Vor der Etablierung von Zellkulturen für Experimente auf Proteinebene, muss daher analysiert werden, ob sich die unterschiedlichen LRRK2-mRNA-Expressionsniveaus in den vier Zellfraktionen auch auf Proteinebene widerspiegeln.

2.2.1. Bestehen Unterschiede zwischen IPS-Patienten und Kontrollen bezüglich der LRRK2-Protein-Konzentration?

Bezüglich des Proteins LRRK2 scheint es interessant zu überprüfen, ob die auf LRRK2-mRNA-Ebene gefundene Gleichheit des Expressionsniveaus bei IPS-Patienten und Kontrollen auch auf Proteinebene besteht, oder ob sich Unterschiede in der Proteinkonzentration zeigen. Es erscheint möglich, dass, trotz der Gleichheit auf mRNA-Ebene, Unterschiede auf Proteinebene zwischen IPS-Patienten und Kontrollen bestehen. Hieraus könnten sich wiederum Erkenntnisse zur LRRK2-Funktion bei IPS-Patienten und zur Etablierung eines Biomarkers des IPS ergeben.

Allgemeiner Teil:

Zusammenfassung

Für die Weiterentwicklung der therapeutischen Optionen des Parkinson-Syndroms ist es unabdingbar seine Ätiopathogenese verstehen. Hierfür sind Modelle der Erkrankung wichtig. Bisher besteht ein Mangel an geeigneten humanen Zelltypen, die als Substrat für Entwicklung eines „in vitro"-Parkinson-Modells verwendet werden können. In der vorgelegten Arbeit wurde die Eignung von verschiedenen humanen Blutzellen als Substrat für die Etablierung von zellulären Parkinsonmodellen bzw. von Zellkulturen zur Erforschung der Ätiopathogenese der Erkrankung überprüft.

Teil 1:

Hämatopoetische Stammzellen (HSZ) stellen ein vielversprechendes Substrat zur Entwicklung von zellulären Parkinsonmodellen dar. Theoretische Überlegungen und vorläufige Ergebnisse hatten suggeriert, dass der Anteil an HSZ im peripheren Blut (HSZ-Anteil) bei IPS (idiopathisches Parkinson-Syndrom)-Patienten höher sein könnte als bei anderen Personen. Normalerweise müssen HSZ-Spender vorher eine Stimulation mit dem Medikament G-CSF erhalten, um aus dem peripheren Blut eine ausreichende Zahl an HSZ zu gewinnen.

Die Ergebnisse der vorgelegten Arbeit zeigten, dass der durchflusszytometrisch bestimmte HSZ-Anteil bei IPS-Patienten (n= 21) mit 0,00737 % etwa 2,3-fach so hoch war wie derjenige der Kontrollen (n= 9) mit 0,00315 %. Allerdings war der HSZ-Anteil der IPS-Patienten um mehr als das 13-fache vom Grenzwert von 0,1 % entfernt, ab welchem eine G-CSF-Behandlung vermieden werden könnte.

Daher müssen IPS-Patienten ebenso wie sonstige Personen eine G-CSF-Behandlung erhalten, wenn sie als HSZ-Spender zu Forschungszwecken fungieren wollen. Weshalb der HSZ-Anteil bei IPS-Patienten höher war als bei Kontrollen, bleibt unklar. Für die Probandeneigenschaften Alter, Geschlecht, Leukozytenzahl und Vorliegen eines IPS konnte kein Einfluss auf die HSZ-Werte nachgewiesen werden.

Teil 2:

Das „Parkinson-Gen" LRRK2 ist seit seiner Erstbeschreibung im Jahre 2004 im Zentrum des Interesses der Parkinson-Forschung, insbesondere bezüglich der Ätiopathogenese der Erkrankung. Zur physiologischen Funktion von LRRK2 gibt es erste Erkenntnisse. Zur Erforschung der LRRK2-Funktion ist es wichtig, humane Zellen zur Verfügung zu haben, die für Zellkultur-Experimente genutzt werden können. Dafür eignen sich grundsätzlich humane (mononukleäre) Leukozyten.

In der vorgelegten Arbeit wurden die Leukozyten von 15 Probanden mit einem Zellsortierer in vier verschiedene Zellfraktionen getrennt, nämlich Monozyten (CD14-Zellen), B-Zellen (CD-19-Zellen) und T-Zellen (CD4- und CD8-Zellen). Anschließend wurde mittels RT-PCR („real time- polymerase chain reaction", engl. für Echtzeit-Polymerase-Kettenreaktion) untersucht, ob sich die verschiedenen Zellfraktionen in ihrer LRRK2-Expression unterscheiden.

Dabei zeigte sich, dass Monozyten das höchste LRRK2-Expressionsniveau hatten. Das Expressionsniveau von B-Zellen (CD19-Zellen) und T-Zellen (CD4- und CD8-Zellen) betrug nur ca. 29 % bzw. 6,3 % des Expressionsniveaus der Monozyten. Damit sind Monozyten von den vier untersuchten Zellfraktionen im besonderen Maße zur LRRK2-Erforschung in Zellkultur geeignet

Unter den Probanden befanden sich IPS-Patienten (n= 10) und gesunde Kontrollen (n= 5). Die beiden Gruppen unterschieden sich in keiner Zellfraktion hinsichtlich der LRRK2-Expression. Für die Probandeneigenschaften Alter, Geschlecht und Vorliegen eines IPS konnte kein Einfluss auf die Ausprägung der LRRK2-Expression nachgewiesen werden.

Abkürzungsverzeichnis

Die wichtigen in der vorgelegten Arbeit verwendeten Abkürzungen finden sich auch in Klammern direkt im Anschluss an die erstmalige Verwendung des abzukürzenden Ausdrucks. Englische Ausdrücke werden in Anführungszeichen aufgeführt und (soweit sie keine feststehenden Ausdrücke oder selbsterklärend sind) direkt im Anschluss in Klammern übersetzt bzw. sinngemäß wiedergegeben.

AK	Antikörper
AMHC	„adult multipotent hematopoetic cell",
	engl. für adulte pluripotente hämatopoetische (Stamm-)Zelle
AMI	akuter Myokardinfarkt
BMSC	„bone marrow derived stem cell"
	eng. für in etwa Stammzelle mit dem Knochenmark als Ursprung
BP	Basenpaare
CD	cluster of differentiation
cDNA	„copy DNA"
COMT	Catechol-O-Methyl-Transferase
COR	„complexe of roc"
DNA	„desoxyribonucleinacid", engl. für Desoxyribonukleinsäure
EDTA	Ethylendiamin-Tetraacetat
EPC	„epithelial progenitor cell", engl. für Epithel-Vorläuferzelle
FCS	„fetal calf serum", engl. für fetales Kälberserum
FITC	„Fluorescein Isothiocyanate"
ESZ	Embryonale Stammzelle
FACS	„fluorescence activated cell sorting"
FSC	„forwards scatter", engl. für Vorwärtsstreuung
G-CSF	„granulocyte-colony stimulating factor"
GDNF	„glial-derived neurotrophic factor"
GFAP	„glial fibrillary acidic protein", engl. für saures Gliafaserprotein
hPBGD	humane Porphobilinogendeaminase
HSZ	Hämatopoetische Stammzelle
IPS	Idiopathisches Parkinson-Syndrom
kb	Kilo-Basen
kD	Kilo-Dalton
KMT	Knochenmarkstransplantation
L-Dopa	Levodopa
LRRK	„leucine rich reapet kinase "
MAO B	Monoaminooxidase B
MAPC	„multipotent adult progenitor cell", engl. für pluripotente adulte Vorläuferzelle

MAPKKK	„mitogen activated kinase kinase kinase"
MBP	Myelin-basisches Protein
Max.	Maximum
Min.	Minimum
MPP+	1-Methyl-4-Phenyl-Pyridin
MPTP	1-Methyl-4-Phenyl-1,2,3,6-Tetrahydropyridin
mRNA	„messengerRNA"
NS	nicht signifikant
NPLC	„neuron progenitor-like cells", engl. für „Neuronaler Vorläufer"-ähnliche Zellen
OMIM	„Online Mendelian Inheritance in Men"
p	p-Wert
PB	„pacific blue"
PBS	„phospate buffered saline"
PCR	„polymerase chain reaction", engl. für Polymerase Kettenreaktion
PE	Phycoerythin
rho	Korrelationskoeffizient „Spearman's Rho"
RNA	„ribonucleinacid", engl. für Ribonukleinsäure
ROC	„ras of complexe"
ROS	„reactive O species", engl. für reaktive Sauerstoffspezies
RT-PCR	„real time" PCR, engl. für Echtzeit-PCR
6-OHDA	6-Hydroxy-Dopamin
SKP	„skin derived precursors", engl. für Haut-Vorläuferzellen
SNP	„single nucleotide polymorphism", engl. für 1-Nukleotid-Polymorphismus
Snpc	Substania nigra pars compacta
SSC	„sidewards scatter", engl. für Seitwärtsstreuung
VEGF	„Vascular Endothelial Growth Factor"

Literaturverzeichnis

I Zeitschriften

(1993). "Effects of tocopherol and deprenyl on the progression of disability in early Parkinson's disease. The Parkinson Study Group." N Engl J Med **328**(3): 176-83.

Abeliovich, A., Y. Schmitz, et al. (2000). "Mice lacking alpha-synuclein display functional deficits in the nigrostriatal dopamine system." Neuron **25**(1): 239-52.

Berg, D., K. Schweitzer, et al. (2005). "Type and frequency of mutations in the LRRK2 gene in familial and sporadic Parkinson's disease*." Brain **128**(Pt 12): 3000-11.

Bergman, H., T. Wichmann, et al. (1990). "Reversal of experimental parkinsonism by lesions of the subthalamic nucleus." Science **249**(4975): 1436-8.

Betarbet, R., T. B. Sherer, et al. (2000). "Chronic systemic pesticide exposure reproduces features of Parkinson's disease." Nat Neurosci **3**(12): 1301-6.

Bingaman, K. D. and R. A. Bakay (2000). "The primate model of Parkinson's disease: its usefulness, limitations, and importance in directing future studies." Prog Brain Res **127**: 267-97.

Biskup, S., D. J. Moore, et al. (2007). "Dynamic and redundant regulation of LRRK2 and LRRK1 expression." BMC Neurosci **8**: 102.

Biskup, S., J. C. Mueller, et al. (2005). "Common variants of LRRK2 are not associated with sporadic Parkinson's disease." Ann Neurol **58**(6): 905-8.

Biskup, S. and A. B. West (2008). "Zeroing in on LRRK2-linked pathogenic mechanisms in Parkinson's disease." Biochim Biophys Acta.

Biswas, S. C., E. Ryu, et al. (2005). "Puma and p53 play required roles in death evoked in a cellular model of Parkinson disease." Neurochem Res **30**(6-7): 839-45.

Bonifati, V. (2007). "LRRK2 low-penetrance mutations (Gly2019Ser) and risk alleles (Gly2385Arg)-linking familial and sporadic Parkinson's disease." Neurochem Res **32**(10): 1700-8.

Bosgraaf, L. and P. J. Van Haastert (2003). "Roc, a Ras/GTPase domain in complex proteins." Biochim Biophys Acta **1643**(1-3): 5-10.

Calne, D. B. (1992). "The free radical hypothesis in idiopathic parkinsonism: evidence against it." Ann Neurol **32**(6): 799-803.

Canet-Aviles, R. M., M. A. Wilson, et al. (2004). "The Parkinson's disease protein DJ-1 is neuroprotective due to cysteine-sulfinic acid-driven mitochondrial localization." Proc Natl Acad Sci U S A **101**(24): 9103-8.

Chen, N., J. E. Hudson, et al. (2005). "Human umbilical cord blood progenitors: the potential of these hematopoietic cells to become neural." Stem Cells **23**(10): 1560-70.

Chesselet, M. F. (2005). "Animal models of neurological disorders." NeuroRx **2**(3): 395.

Crowther, R. A., S. E. Daniel, et al. (2000). "Characterisation of isolated alpha-synuclein filaments from substantia nigra of Parkinson's disease brain." Neurosci Lett **292**(2): 128-30.

Dauer, W. and S. Przedborski (2003). "Parkinson's disease: mechanisms and models." Neuron **39**(6): 889-909.

Deng, H., J. Jankovic, et al. (2005). "Small interfering RNA targeting the PINK1 induces apoptosis in dopaminergic cells SH-SY5Y." Biochem Biophys Res Commun **337**(4): 1133-8.

Dexter, D. T., C. J. Carter, et al. (1989). "Basal lipid peroxidation in substantia nigra is increased in Parkinson's disease." J Neurochem **52**(2): 381-9.

Di Monte, D. A., P. Chan, et al. (1992). "Glutathione in Parkinson's disease: a link between oxidative stress and mitochondrial damage?" Ann Neurol **32 Suppl**: S111-5.

D'Ippolito, G., S. Diabira, et al. (2004). "Marrow-isolated adult multilineage inducible (MIAMI) cells, a unique population of postnatal young and old human cells with extensive expansion and differentiation potential." J Cell Sci **117**(Pt 14): 2971-81.

Falzetti, F., F. Aversa, et al. (1999). "Spontaneous rupture of spleen during peripheral blood stem-cell mobilisation in a healthy donor." Lancet **353**(9152): 555.

Feany, M. B. and W. W. Bender (2000). "A Drosophila model of Parkinson's disease." Nature **404**(6776): 394-8.

Ferrante, R. J., S. E. Browne, et al. (1997). "Evidence of increased oxidative damage in both sporadic and familial amyotrophic lateral sclerosis." J Neurochem **69**(5): 2064-74.

Ferrari, G., G. Cusella-De Angelis, et al. (1998). "Muscle regeneration by bone marrow-derived myogenic progenitors." Science **279**(5356): 1528-30.

Fleming, S. M., P. O. Fernagut, et al. (2005). "Genetic mouse models of parkinsonism: strengths and limitations." NeuroRx **2**(3): 495-503.

Forno, L. S., L. E. DeLanney, et al. (1993). "Similarities and differences between MPTP-induced parkinsonsim and Parkinson's disease. Neuropathologic considerations." Adv Neurol **60**: 600-8.

Funayama, M., K. Hasegawa, et al. (2002). "A new locus for Parkinson's disease (PARK8) maps to chromosome 12p11.2-q13.1." Ann Neurol **51**(3): 296-301.

Gallo, K. A. and G. L. Johnson (2002). "Mixed-lineage kinase control of JNK and p38 MAPK pathways." Nat Rev Mol Cell Biol **3**(9): 663-72.

Gasser, T. (2005). "Genetics of Parkinson's disease." Curr Opin Neurol **18**(4): 363-9.

Gasser, T. (2007). "Update on the genetics of Parkinson's disease." Mov Disord **22**(S17): S343-S350.

Giasson, B. I., J. P. Covy, et al. (2006). "Biochemical and pathological characterization of Lrrk2." Ann Neurol **59**(2): 315-22.

Giasson, B. I. and V. M. Van Deerlin (2008). "Mutations in LRRK2 as a cause of Parkinson's disease." Neurosignals **16**(1): 99-105.

Graham, D. G. (1978). "Oxidative pathways for catecholamines in the genesis of neuromelanin and cytotoxic quinones." Mol Pharmacol **14**(4): 633-43.

Gratama, J. W., A. Orfao, et al. (1998). "Flow cytometric enumeration of CD34+ hematopoietic stem and progenitor cells. European Working Group on Clinical Cell Analysis." Cytometry **34**(3): 128-42.

Greenamyre, J. T. and T. G. Hastings (2004). "Biomedicine. Parkinson's--divergent causes, convergent mechanisms." Science **304**(5674): 1120-2.

Greene, J. G., R. Dingledine, et al. (2005). "Gene expression profiling of rat midbrain dopamine neurons: implications for selective vulnerability in parkinsonism." Neurobiol Dis **18**(1): 19-31.

Greggio, E., S. Jain, et al. (2006). "Kinase activity is required for the toxic effects of mutant LRRK2/dardarin." Neurobiol Dis **23**(2): 329-41.

Grundmann, F., C. Scheid, et al. (2007). "Differential increase of CD34, KDR/CD34, CD133/CD34 and CD117/CD34 positive cells in peripheral blood of patients with acute myocardial infarction." Clin Res Cardiol **96**(9): 621-7.

Handgretinger, R., P. R. Gordon, et al. (2003). "Biology and plasticity of CD133+ hematopoietic stem cells." Ann N Y Acad Sci **996**: 141-51.

Healy, D. G., M. Falchi, et al. (2008). "Phenotype, genotype, and worldwide genetic penetrance of LRRK2-associated Parkinson's disease: a case-control study." Lancet Neurol **7**(7): 583-90.

Hernan, M. A., B. Takkouche, et al. (2002). "A meta-analysis of coffee drinking, cigarette smoking, and the risk of Parkinson's disease." Ann Neurol **52**(3): 276-84.

Higashi, S., S. Biskup, et al. (2007). "Localization of Parkinson's disease-associated LRRK2 in normal and pathological human brain." Brain Res **1155**: 208-19.

Hill, J. M., G. Zalos, et al. (2003). "Circulating endothelial progenitor cells, vascular function, and cardiovascular risk." N Engl J Med **348**(7): 593-600.

Hong, S., U. J. Kang, et al. (2008). "Neural precursors derived from human embryonic stem cells maintain long-term proliferation without losing the potential to differentiate into all three neural lineages, including dopaminergic neurons." J Neurochem **104**(2): 316-24.

Jaleel, M., R. J. Nichols, et al. (2007). "LRRK2 phosphorylates moesin at threonine-558: characterization of how Parkinson's disease mutants affect kinase activity." Biochem J **405**(2): 307-17.

Jenner, P. (2003). "The contribution of the MPTP-treated primate model to the development of new treatment strategies for Parkinson's disease." Parkinsonism Relat Disord **9**(3): 131-7.

Jiang, Y., B. N. Jahagirdar, et al. (2002). "Pluripotency of mesenchymal stem cells derived from adult marrow." Nature **418**(6893): 41-9.

Kahle, P. J. (2008). "alpha-Synucleinopathy models and human neuropathology: similarities and differences." Acta Neuropathol **115**(1): 87-95.

Kitamura, Y., T. Kosaka, et al. (1998). "Protective effects of the antiparkinsonian drugs talipexole and pramipexole against 1-methyl-4-phenylpyridinium-induced apoptotic death in human neuroblastoma SH-SY5Y cells." Mol Pharmacol **54**(6): 1046-54.

Kompoliti, K., C. L. Comella, et al. (2000). "Menstrual-related changes in motoric function in women with Parkinson's disease." Neurology **55**(10): 1572-5.

Krause, D. S., M. J. Fackler, et al. (1996). "CD34: structure, biology, and clinical utility." Blood **87**(1): 1-13.

Krause, D. S., N. D. Theise, et al. (2001). "Multi-organ, multi-lineage engraftment by a single bone marrow-derived stem cell." Cell **105**(3): 369-77.

Kuci, S., Z. Kuci, et al. (2008). "Efficient in vitro generation of adult multipotent cells from mobilized peripheral blood CD133+ cells." Cell Prolif **41**(1): 12-27.

Kucia, M., J. Ratajczak, et al. (2005). "Are bone marrow stem cells plastic or heterogenous--that is the question." Exp Hematol **33**(6): 613-23.

Lagasse, E., H. Connors, et al. (2000). "Purified hematopoietic stem cells can differentiate into hepatocytes in vivo." Nat Med **6**(11): 1229-34.

Lane, T. A., P. Law, et al. (1995). "Harvesting and enrichment of hematopoietic progenitor cells mobilized into the peripheral blood of normal donors by granulocyte-macrophage colony-stimulating factor (GM-CSF) or G-CSF: potential role in allogeneic marrow transplantation." Blood **85**(1): 275-82.

Langston, J. W., P. Ballard, et al. (1983). "Chronic Parkinsonism in humans due to a product of meperidine-analog synthesis." Science **219**(4587): 979-80.

Lapointe, N., M. St-Hilaire, et al. (2004). "Rotenone induces non-specific central nervous system and systemic toxicity." Faseb J **18**(6): 717-9.

Lesage, S., A. Durr, et al. (2006). "LRRK2 G2019S as a cause of Parkinson's disease in North African Arabs." N Engl J Med **354**(4): 422-3.

Levy, Y. S., M. Stroomza, et al. (2004). "Embryonic and adult stem cells as a source for cell therapy in Parkinson's disease." J Mol Neurosci **24**(3): 353-86.

Lin, C. H., K. Y. Tzen, et al. (2008). "LRRK2 mutation in familial Parkinson's disease in a Taiwanese population: clinical, PET, and functional studies." J Biomed Sci **15**(5): 661-7.

Litvan, I., M. F. Chesselet, et al. (2007). "The etiopathogenesis of Parkinson disease and suggestions for future research. Part II." J Neuropathol Exp Neurol **66**(5): 329-36.

Litvan, I., G. Halliday, et al. (2007). "The etiopathogenesis of Parkinson disease and suggestions for future research. Part I." J Neuropathol Exp Neurol **66**(4): 251-7.

Liu, Z., X. Wang, et al. (2008). "A Drosophila model for LRRK2-linked parkinsonism." Proc Natl Acad Sci U S A **105**(7): 2693-8.

MacLeod, D., J. Dowman, et al. (2006). "The familial Parkinsonism gene LRRK2 regulates neurite process morphology." Neuron **52**(4): 587-93.

Masliah, E., E. Rockenstein, et al. (2000). "Dopaminergic loss and inclusion body formation in alpha-synuclein mice: implications for neurodegenerative disorders." Science **287**(5456): 1265-9.

Melrose, H. L., C. B. Kent, et al. (2007). "A comparative analysis of leucine-rich repeat kinase 2 (Lrrk2) expression in mouse brain and Lewy body disease." Neuroscience **147**(4): 1047-58.

Mezey, E., S. Key, et al. (2003). "Transplanted bone marrow generates new neurons in human brains." Proc Natl Acad Sci U S A **100**(3): 1364-9.

Miklossy, J., T. Arai, et al. (2006). "LRRK2 expression in normal and pathologic human brain and in human cell lines." J Neuropathol Exp Neurol **65**(10): 953-63.

Nicklas, W. J., I. Vyas, et al. (1985). "Inhibition of NADH-linked oxidation in brain mitochondria by 1-methyl-4-phenyl-pyridine, a metabolite of the neurotoxin, 1-methyl-4-phenyl-1,2,5,6-tetrahydropyridine." Life Sci **36**(26): 2503-8.

Odorico, J. S., D. S. Kaufman, et al. (2001). "Multilineage differentiation from human embryonic stem cell lines." Stem Cells **19**(3): 193-204.

Orlic, D., J. Kajstura, et al. (2001). "Bone marrow cells regenerate infarcted myocardium." Nature **410**(6829): 701-5.

Ozelius, L. J., G. Senthil, et al. (2006). "LRRK2 G2019S as a cause of Parkinson's disease in Ashkenazi Jews." N Engl J Med **354**(4): 424-5.

Paisan-Ruiz, C., S. Jain, et al. (2004). "Cloning of the gene containing mutations that cause PARK8-linked Parkinson's disease." Neuron **44**(4): 595-600.

Palacino, J. J., D. Sagi, et al. (2004). "Mitochondrial dysfunction and oxidative damage in parkin-deficient mice." J Biol Chem **279**(18): 18614-22.

Parkinson, J. (2002). "An essay on the shaking palsy. 1817." J Neuropsychiatry Clin Neurosci **14**(2): 223-36; discussion 222.

Parkkinen, L., T. Kauppinen, et al. (2005). "Alpha-synuclein pathology does not predict extrapyramidal symptoms or dementia." Ann Neurol **57**(1): 82-91.

Pelus, L. M. (2008). "Peripheral blood stem cell mobilization: new regimens, new cells, where do we stand." Curr Opin Hematol **15**(4): 285-92.

Peng, X., R. Tehranian, et al. (2005). "Alpha-synuclein activation of protein phosphatase 2A reduces tyrosine hydroxylase phosphorylation in dopaminergic cells." J Cell Sci **118**(Pt 15): 3523-30.

Polymeropoulos, M. H., C. Lavedan, et al. (1997). "Mutation in the alpha-synuclein gene identified in families with Parkinson's disease." Science **276**(5321): 2045-7.

Price, E. M., R. S. Prather, et al. (2006). "Multipotent adult progenitor cell lines originating from the peripheral blood of green fluorescent protein transgenic swine." Stem Cells Dev **15**(4): 507-22.

Rauscher, F. M., P. J. Goldschmidt-Clermont, et al. (2003). "Aging, progenitor cell exhaustion, and atherosclerosis." Circulation **108**(4): 457-63.

Ross, O. A., M. Toft, et al. (2006). "Lrrk2 and Lewy body disease." Ann Neurol **59**(2): 388-93.

Ross, O. A., Y. R. Wu, et al. (2008). "Analysis of Lrrk2 R1628P as a risk factor for Parkinson's disease." Ann Neurol **64**(1): 88-92.

Roybon, L., Z. Ma, et al. (2006). "Failure of transdifferentiation of adult hematopoietic stem cells into neurons." Stem Cells **24**(6): 1594-604.

Sakaguchi-Nakashima, A., J. Y. Meir, et al. (2007). "LRK-1, a C. elegans PARK8-related kinase, regulates axonal-dendritic polarity of SV proteins." Curr Biol **17**(7): 592-8.

Shimohama, S., H. Sawada, et al. (2003). "Disease model: Parkinson's disease." Trends Mol Med **9**(8): 360-5.

Shimura, H., N. Hattori, et al. (2000). "Familial Parkinson disease gene product, parkin, is a ubiquitin-protein ligase." Nat Genet **25**(3): 302-5.

Shintani, S., T. Murohara, et al. (2001). "Mobilization of endothelial progenitor cells in patients with acute myocardial infarction." Circulation **103**(23): 2776-9.

Singleton, A. B., M. Farrer, et al. (2003). "alpha-Synuclein locus triplication causes Parkinson's disease." Science **302**(5646): 841.

Smith, W. W., Z. Pei, et al. (2005). "Leucine-rich repeat kinase 2 (LRRK2) interacts with parkin, and mutant LRRK2 induces neuronal degeneration." Proc Natl Acad Sci U S A **102**(51): 18676-81.

Sonntag, K. C. and R. Sanchez-Pernaute (2006). "Tailoring human embryonic stem cells for neurodegenerative disease therapy." Curr Opin Investig Drugs **7**(7): 614-8.

Sutherland, D. R., L. Anderson, et al. (1996). "The ISHAGE guidelines for CD34+ cell determination by flow cytometry. International Society of Hematotherapy and Graft Engineering." J Hematother **5**(3): 213-26.

Tan, E. K., L. Sie, et al. (2008). "Growth rate of patient-derived lymphoblastoid cells with LRRK2 mutations." Mol Genet Metab **95**(1-2): 113.

Tan, E. K., Y. Zhao, et al. (2007). "The LRRK2 Gly2385Arg variant is associated with Parkinson's disease: genetic and functional evidence." Hum Genet **120**(6): 857-63.

Tanner, C. M. and D. A. Aston (2000). "Epidemiology of Parkinson's disease and akinetic syndromes." Curr Opin Neurol **13**(4): 427-30.

Thiruchelvam, M. J., J. M. Powers, et al. (2004). "Risk factors for dopaminergic neuron loss in human alpha-synuclein transgenic mice." Eur J Neurosci **19**(4): 845-54.

Toma, J. G., I. A. McKenzie, et al. (2005). "Isolation and characterization of multipotent skin-derived precursors from human skin." Stem Cells **23**(6): 727-37.

Turan, R. G., M. Brehm, et al. (2007). "Factors influencing spontaneous mobilization of CD34+ and CD133+ progenitor cells after myocardial infarction." Eur J Clin Invest **37**(11): 842-51.

Urbich, C. and S. Dimmeler (2004). "Endothelial progenitor cells: characterization and role in vascular biology." Circ Res **95**(4): 343-53.

Van Den Eeden, S. K., C. M. Tanner, et al. (2003). "Incidence of Parkinson's disease: variation by age, gender, and race/ethnicity." Am J Epidemiol **157**(11): 1015-22.

Wagers, A. J. and I. L. Weissman (2004). "Plasticity of adult stem cells." Cell **116**(5): 639-48.

Wang, X., H. Willenbring, et al. (2003). "Cell fusion is the principal source of bone-marrow-derived hepatocytes." Nature **422**(6934): 897-901.

West, A. B., D. J. Moore, et al. (2007). "Parkinson's disease-associated mutations in LRRK2 link enhanced GTP-binding and kinase activities to neuronal toxicity." Hum Mol Genet **16**(2): 223-32.

White, L. R., M. Toft, et al. (2007). "MAPK-pathway activity, Lrrk2 G2019S, and Parkinson's disease." J Neurosci Res **85**(6): 1288-94.

Wojakowski, W. and M. Tendera (2005). "Mobilization of bone marrow-derived progenitor cells in acute coronary syndromes." <u>Folia Histochem Cytobiol</u> **43**(4): 229-32.

Wu, S. S. and S. J. Frucht (2005). "Treatment of Parkinson's disease : what's on the horizon?" <u>CNS Drugs</u> **19**(9): 723-43.

Zeevalk, G. D. and L. P. Bernard (2005). "Energy status, ubiquitin proteasomal function, and oxidative stress during chronic and acute complex I inhibition with rotenone in mesencephalic cultures." <u>Antioxid Redox Signal</u> **7**(5-6): 662-72.

Zhang, J. and D. R. Goodlett (2004). "Proteomic approach to studying Parkinson's disease." <u>Mol Neurobiol</u> **29**(3): 271-88.

Zimprich, A., S. Biskup, et al. (2004). "Mutations in LRRK2 cause autosomal-dominant parkinsonism with pleomorphic pathology." <u>Neuron</u> **44**(4): 601-7.

II Sonstige Quellen

Backhaus, K./ Erichson, B./ Plinke, W./ Weiber, R;

Multivariate Analysemethoden, 10, neu bearbeitete und erweiterte Auflage, Berlin, Heidelberg: Springer-Verlag, 2003.

Brosius, F.,

SPSS 14,

Bonn: mitp-Verlag, 2006.

Oertel, W.H. (Hg.) et al.,

Leitlinie Parkinson-Syndrome, 3., überarbeitete und erweiterte Auflage,

Stuttgart: Georg Thieme Verlag, 2005.

Raffael, A,

Einführung in die Durchflußztometrie,

Heidelberg: Becton Dickinson, 1987.

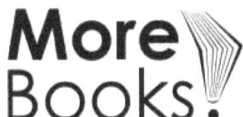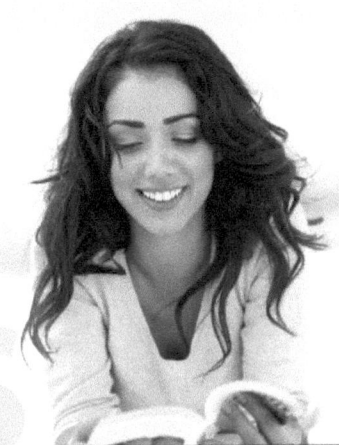

I want morebooks!

Buy your books fast and straightforward online - at one of world's fastest growing online book stores! Environmentally sound due to Print-on-Demand technologies.

Buy your books online at
www.morebooks.shop

Kaufen Sie Ihre Bücher schnell und unkompliziert online – auf einer der am schnellsten wachsenden Buchhandelsplattformen weltweit! Dank Print-On-Demand umwelt- und ressourcenschonend produziert.

Bücher schneller online kaufen
www.morebooks.shop

KS OmniScriptum Publishing
Brivibas gatve 197
LV-1039 Riga, Latvia
Telefax: +371 686 204 55

info@omniscriptum.com
www.omniscriptum.com

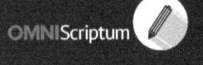

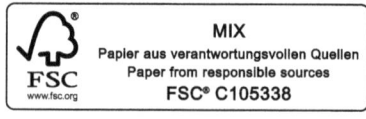

Printed by Books on Demand GmbH, Norderstedt / Germany